资深医院管理人20年实战笔记

医路跑手周嫘医疗行业洞察

周 嫘◎著

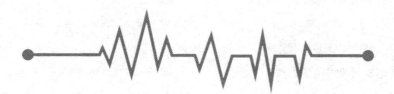

华龄出版社
HUALING PRESS

图书在版编目（CIP）数据

资深医院管理人 20 年实战笔记 / 周嫘著 . —— 北京：
华龄出版社，2022.4

ISBN 978-7-5169-2238-5

Ⅰ . ①资… Ⅱ . ①周… Ⅲ . ①医院－管理信息系统－
研究 Ⅳ . ① R197.324

中国版本图书馆 CIP 数据核字 (2022) 第 066268 号

责任编辑	郑 雍		**责任印制**	李末圻
书　名	资深医院管理人 20 年实战笔记		作 者	周 嫘
出　版 发　行	华龄出版社　HUALING PRESS			
社　址	北京市东城区安定门外大街甲 57 号		邮 编	100011
发　行	（010）58122255		传 真	（010）84049572
承　印	香河县宏润印刷有限公司			
版　次	2022 年 6 月第 1 版		印 次	2022 年 6 月第 1 次印刷
规　格	710mm×1000mm		开 本	1/16
印　张	14.75		字 数	200 千字
书　号	ISBN 978-7-5169-2238-5			
定　价	68.00 元			

随着经济、社会、环境的变化和发展，人口老龄化不断加剧，高血压、糖尿病等慢性疾病患病率的不断攀升给卫生保健系统带来了巨大的压力，这些给医疗卫生资源的重新分配、思考、设计，以期能得以妥善利用带来了新的挑战，因为资源总是稀缺的，有效利用才能得以价值最优。

这正是这本书的价值所在。它分享了作者在攻读博士学位期间具有多年成熟的理论与实践经验。她在职业生涯中提出了许多对医疗体系改革具有开创性的见解，本书不仅站在管理者的角度深入分析了这些改革的机制，作者还预测了未来可能出现的问题，从理论和实践两方面对中国公立医院目前面临的挑战进行了清晰的展望，并提出了可实践的解决方案。作者还描述了在不同的国家如何经历相同的问题并如何克服它们，而这是一项重要的工作，以便我们更好的识别和避免一些不应犯的错误。

我们相信，中国医疗系统内各医疗机构的管理者以及各医疗管理学院的学生都会对这本书有很大的兴趣。我们也相信这本书将带给大家愉快的阅读体验。

Nelson António 博士

ISCTE University Institute of Lisbon 战略与全球管理教授

Virginia Trigo 博士

ISCTE University Institute of Lisbon 教授中国项目负责人

　　提供医疗保健是现代经济面临的重大挑战之一。实际上，这也是医疗保健自身能否成功的关键因素——随着预期寿命的延长，更高比例的人口需要更好的医疗保健服务和更多的药品消费，而这些给患者和政府都带来了巨大的成本压力。

　　医疗技术的发展也促进了人们对"治疗方法"的强烈探索，从提倡更健康的生活方式到建议如何更加有效的管理医疗卫生行业。一部分人认为医疗服务是政府责任，而非营利组织仅起到补充作用；还有一部分人则认为医院应该如企业运作，追求利润最大化，医护人员则应根据他们的表现给予奖励。然而，官僚化的管理机制和高昂的成本对公有制带来挑战，而基于绩效的激励则可能会损害公民的生活质量。医生护士照顾好病人不仅仅是体现在临床治疗，还包括对患者的关心和同情。而引入绩效工资则可能因遭遇鼓励过度医疗而形成冲突，从而间接损害患者的健康。因此，定量测量作为商业世界中有效管理的关键工具，而在一些医疗服务中的管理中变得难以捉摸。

　　发表在《哈佛商业评论》(Harvard Business Review) 的一篇著名文章《管理政府，治理管理》(Managing Government, Governing Management) 中，亨利·明茨伯格 (Henry Mintzberg) 举了一个英国公共卫生保健部门的例子，阐述了医疗服务中的衡量难题："一个肝脏移植外科医生为 10 名患者做了手术，两名死亡。在八名幸存者中，有一位几年前患过癌症，后来又复发了。另一位病人的肝脏开始衰竭，他需要第二次移植。在剩下的 6 名患者中，只有 3 名能够恢复正常的工作生活。当被问及如何评价绩效表现时，这位外科医生声称他手术的成功率是 80%。一位注重成本的医院管理人员则认为这个成功率的数字为 60%；考虑到手术后的生活质量，护士们则认为从手术中获益的只占十分之三。"

过去的几十年里，中国取得了前所未有的成就，经济的高速发展带来了许多富裕经济体所共同面临的挑战和机遇。这几十年来，人们的预期寿命在短短 20 年内惊人地增长了 18 岁，从 59 岁增长到 77 岁，事实上，中国正处于一个独特的位置，可以从过去的经验中吸取教训，同时避免一些错误，而这些错误可能会给卫生保健生态系统的建立和管理带来制约，导致无法满足民众健康服务的需求。

对未来的医疗保健体系的改革和设计提出建议需要对整体模式和实验以及国内基础设施、知识和传统有深入的了解。周嫘的学术背景、经历和热情，能够对这一主题提供最深刻的思考。本书以大胆、新颖的方式阐述了这些主题，从系统架构和所有权到融资模型，从人力资源招聘、激励和培训到服务交付的最终结果和患者满意度来讲，它对许多解决方案和模型的相对不同的观点没有回避，如保险融资、绩效评估模型或医改的整体风险和挑战。最后，关注中国卫生保健的国内环境和历史发展，以及世界上发展的主要模式。我相信这本书对来自中国和其他地方的监管者、医院管理者、员工和病人来说都将非常有用。

Lisbon, October, 2021

José Paulo Esperança

正式声明：我不是教授

这是一个"大师"横出的时代，也是一个人心浮躁的时代。狂躁、自大、VIP范儿、矫揉造作充斥着每一寸空气。由此，"教授"这个词汇被赋予更多的喻义冠在各类人员的身上。

再如，在机场书店的电视里，可常常见识白发苍苍"大师"大声鼓噪如何迈向成功人生的方法，声形俱用，很是费力。细看之，白发苍苍之下，小脸细皮嫩肉、白白净净，染一头花白头发即可成为"大师"？而细数成功！如此对学识的追逐，大概很是虔诚。

但更要命的是，这般"殊荣"竟让我遭遇：在这个"大师""教授"横出的年代，我无法阻止什么人成为"大师"或是"教授"，但最滑稽和不能容忍的是：我被称之为"教授"。

于是乎，我正式声明：本人所代表的周螺，不是教授。

虽然近年来，我每个月出现在不同的城市公开课现场，面向各地的医院管理者交流分享《"服务人次法"公立医院绩效考核操作指引》和《价值医疗推动公立医院战略变革》等医院管理课程。但就算是讲课，葆德医管是一个第三方管理咨询机构，何来教授头衔？勉为其难套用一声"老师"，便已是抬举！

再者，研究绩效管理与医院管理之间的边缘学科，如早年间关注个人健康管理与企业健康管理乃至企业绩效之间的应用之理由一样，只是由"饭碗"生计而起延伸出的兴趣而已。

少年时，出生于小县城里小门小户的父母对我说得最多的话，就是"干一行就要爱一行"，糊弄差事的话就不如别干！因此，由干一行到爱一行，由谋生存直至为兴趣所在，再由兴趣延伸出理想、再升华为社会责任，最终成为个人事业信仰为之专注而付出，如此成为我的职业路径。需要说明的是，我没有过任何一个教授的职业经历，我只运营葆德医管这一民间机构，实难和严肃的"教授"挂上任何关系。

自葆德医管创业至今，以"一入医门，终身为士"立志，我坚持三项原则：一不抱大腿；二不靠大树；三坚持第三方的纯客观原则，做具有独立风骨的民间纯粹第三方医院管理咨询机构。

一路走来，虽然遍得同道院长、友人力挺支持，但也尽尝人间冷暖。公司自无到有，自蹒跚而自立，于自立处自强；一路走来，侧目、歧视、置疑、刁难，不绝于耳。较前几年，这两年好多了，越来越多的朋友站在我的身后，大家对葆德医管的褒奖和评价，特别温暖人心。

暖，激励着我坚持继续奔跑向前。有一位院长朋友在某天深夜11点打来电话，当时的我被困在某个城市的机场等候着晚点的晚班机。连续两天的课程已让我精疲力尽，电话里传来的同是疲惫不堪的声音，没有任何寒暄，开门见山直指主题："周老师，开单提成才能激励我们医生的积极性吗？真的只剩下钱了吗？我真断了员工的财路吗？太累了！"这是新上任的一个院长朋友，因上任后取消院内开单提成而引发了一系列内部管理纠纷事件。"只要我还当这院长，开单提成坚决不能重新开始，抽空来我这一趟吧，我信你！"

蜀道难，逢知己，如此温暖的激励，换来的是更加忙碌的脚步，且无悔无憾。

冷，冰冻着我的内心，刺激着几欲拍案而起、甩门而去的暴脾气，终又换成唇角无奈且无声地苦笑。

忍，为大局，为朋友，更为生存。

"周总，干了这杯吧！不是不给面子吧，看我们领导都干了！""我们和卫健委某某都很熟悉，你们一个民营公司，能做什么？""公立医院医改，谁还当真？布置下去就完了，你们还真拿着鸡毛当令箭！""医疗纠纷，这年头刁民太多，就该抓！""医改政策效果评估？多一事不如少一事，这有什么用？你们算什么东西？"……种种诉诸口头和一些后面的小动作，极尽欺负之能事，此类人谓之"钉族"。

如果说，此类"钉族"给我们带来阻力的话，那么至少我能选择绕行，是所谓"道不同不相为谋"。或者需要我们以更大的耐力和更强的生命力，努力活得更好。

相比如此的"钉族"，但其实更让我们心疼的是另一种支持，有一次某友人对我说："周总，我是学经济出身的，我们县内的医疗机构要实现集团化运作，要为县内 GDP 增长做出贡献，我们县的人均医疗费用太低了，门诊次均费用才不到 200 元，住院次均费用不到 2000 元，药占比才不到 20%，这些远低于北京、上海和国家水平，还有很高的增长空间，在我任期内，一定要让我们县内医院有长足的发展。你看，中医院在某管理咨询公司的帮助下，不到一年，收入就翻了两倍，门诊次均费用到了 1000 元，住院次均费用到了 4000 多，这家公司通过有效的激励手段，取得了这些可喜的成绩，值得你们公司好好借鉴"。

于是，我们花了整整一个月的时间，好好借鉴学习了该公司的先进经验，如，写病例 10 元，开检查单提点（彩超 20、CT50、检验按 10% 比例提成）等，在如此先进制度激励下，老百姓去这家中医院看一个普通门诊 1000 元打不住，而这个县城全年的 GDP 不足 1.5 亿，农民年可支配收入不足 2000 元。某日，天气晴好，清晨空气里透着山里渗透进来的山泉味道，小城农贸市场的对面就是这家中医院，路边的地上，蹲着一个背着小竹筐的老人，眉头紧锁，手里紧紧地攥着一摞检查单，无助而茫然地看着街上的人来人往，老人嘴里念叨着："鸡、蛋，还有那么多的山货，卖的近 1000 元钱都花光了，可还没抓上药，咋这么重的病，怎么办呀？"不知道这位友人看到这图画面做何感想？

曾记得葆德成立第二年时，一位朋友语重心长地跟我说过："周嫘，这年头，我建议你还是想办法找政府机构或你们北京的知名大家挂个名吧，大家都认这个，你这样太难了，要不你们注册一个国际化一点儿的名字，如长江、梅奥、国际什么的，再不济挂一些支持你的领导名也行，或者和你们合作的国外专家、国外机构挂出来……你太拧了，但你这样多难呀！"

当时，我笑着回应了一句："看来，这年头，不吹牛还真的会死呀！"

基于此，我宣布我的坚持：第一，本人所代表的周嫘非教授；第二，本人坚持挂什么头卖什么肉，以诚信、价值、坚持、葆德赢得客户的心。

教授，这是一个严肃的职称，有严格的职称评定体系！而我，没有这样的职业背景，自然和教授的称号相去甚远！为了和大家更好地沟通与交流，我以此声明，也算是把一个真性情的周嫘介绍给大家！不管你喜不喜欢，我都有我的坚持，我都会在这里！以后相遇，请别叫我教授，如果是自己人，你可以呼我的昵称——周小胖；如果是同学，直呼我大名；如果听过我的课，您道声"老师"，我勉为其难，厚颜可应；如果商业一点儿，冠之周总我也心不虚！总之叫啥都行，就别叫教授！拜托各位了！

目录

第一章　宏观：医改向左还是向右？ / 1

第一节　割裂出的医疗市场新江湖 /2

第二节　县级公立医院综合改革的那点事儿 /9

第三节　热闹医改背景下的基层医院的迷茫 /11

第四节　医疗改革后将变好还是变坏？ /16

第五节　医疗产业鏖战的最后战场：县域医疗 /21

第六节　谁说医疗收入是医院的主要收入？ /34

第七节　社会资本涌入角逐医院市场盛宴 /37

第八节　多点执业政策之乱象看：公权与私权 /41

第九节　医改推动中如何戒掉"说正确的废话"的坏毛病？ /43

第十节　《我不是药神》背后中国医院的无奈 /48

第二章　震荡：医保支付改革之影响 / 55

第一节　有一种尴尬关系叫"医院和医保" /56

第二节　国家医疗保障局将开启的新时代 /59

第三节　西安三院绩效反思：缺乏临床共识是中国医改的核心之痛 /61

第四节　一个好汉三个帮：从病种成本看临床路径与疾病诊断相关分组

　　　　（DRGs）/64

第五节　把医院运营焦点引向病案首页的 DRGs/68

第六节　DRG 支付框架下的医疗质量逻辑梳理 /72

第七节　深究：被 DRG 放大的病案首页引发的恐惧症 /75

第八节　穿过 DRG 的 DIP：控费方式的花式升级还是中式妥协？ /80

第九节　反问：2021 年全面实行 DRGs 付费，还有多少路要走？ /84

第十节　耗材零加成 + 按病种付费 +DRGs= 看病不贵？ /91

第三章　驱动：从内向外医院管理变革 / 95

第一节　专注深井，相望江湖 /96

第二节　从激励向内控转型，重建公立医院新生机 /99

第三节　公立医院与非公医院的组织管理差异 /104

第四节　从基层医院科主任的教练能力修炼说起 /109

第五节　从长庚免职事件看医院管理者的梗：行政与业务平衡，怎么破？ /112

第六节　从纪检监察视角谈如何避免医疗腐败的窝案 /117

第七节　耗材加成取消后，医院运营活路在何方？ /121

第八节　伤医事件再回首：拷问王浩之死的价值 /126

第九节　孕妇跳楼自杀，为什么又是主治医生被停职？ /129

第四章　分配：医院绩效考核方案设计 / 133

第一节　绩效伦理的反思 /134

第二节　公立医院的"微观利益"制度设计为什么要谈"利益道德"/138

第三节　公立医院的行政后勤科室在绩效管理中怎么办？ /142

第四节　如何应对"医生"在绩效改革中的漠然？ /146

第五节　公立医院的公益性探索与微观管理的执行与落地 /150

第六节　和奖金看上去无关的绩效潜规则 /153

第七节　患者满意度、药占比、床位使用率等考核指标 /155

第八节　分奖金是公立医院绩效改革中无奈的存在 /159

第九节　别再用绩效毁了医疗——写在第三期封闭训练营 /163

第十节　我们为什么要放弃收支节余提成和项目提成？ /168

第五章　访学研：国内外医疗体系探索与启示 / 177

第一节　梅奥小镇随笔 /178

第二节　啥样的养老，能告慰逝去的青葱？ /181

第三节　日本医养介护观感之有农场、有幼稚园的养老院 /185

第四节　让"医疗专业精神"成为信仰 /194

第六章　希冀：医改在坚定信仰中前行 / 199

第一节　学医，是你最棒的选择！——与 2015 届高中毕业生的对话 /200

第二节　既是套路，何来相煎？休谈道德！ /203

第三节　由"飞刀传说"说开去 /207

第四节　漫谈我眼中的医疗剪影 /210

第五节　如何在悖论与撕裂中涅槃重生？ /214

后记　纪念郭良同学——生活魔术师 /217

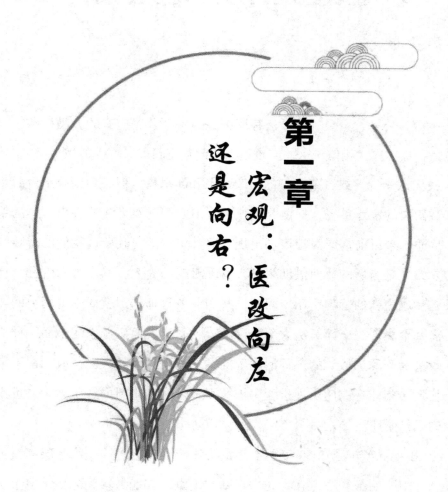

第一章

宏观：医改向左还是向右？

第一节　割裂出的医疗市场新江湖

平等、公平、可及的优质医疗服务是每一个公民应有的公民权利，而不是施舍和慈善！我相信，这才应该是医改的真正目的。

我无意于批评或置疑现行的医改政策和新举措，但各项新政出台后呈现出来被割裂的医疗市场，并由此反映出政出多门以及无法体现出整体的系统性，从而带来目前基层医疗市场出现一些乱象。面对乱象，我们的行政管理能力显然又是滞后的；而借助第三方管理机构的介入，其产生的管理评价费用又必然成为新的管理费用。因此，我们业务管理部门就面临着两个问题：一是需要聚集资源全面解决大部分问题；二是需要面对着撒胡椒面一样的资金、政策等资源扩散后的各种漏洞等问题。如此这般的大国医改，留下来的改革伤痕希望能在高速发展进程中被抹平，从而滋生新的新生力量，进入下一轮的成长循环。

2018年下半年至2019年上半年，我陆陆续续走访了一些基层乡镇卫生院和社区卫生服务中心。在走访中，基本上是以实地考察和与乡镇卫生院的院长、服务中心主任简短交流为主。通常，我提问的关注点将包括以下几个方面：人员结构，医生、护士人数，其中一线服务的医生和护士的人数，公共卫生服务的工作内容，基本医疗相关内容，收入情况等。

我试着对我看到的、听到的和想到的进行一个小结：

1. 乡镇卫生院的人员情况

以乡镇卫生院为例，通常是医生在 10 个以下，护士有 10~20 个，最多的有 40 个护士，人员以在编和合同工两种形式构成，担任一线临床工作的，通常是 1~3 个医生，更多的是担任行政职务，院长、副院长、主任等班子配套，一个也不能少。护士多为合同工，承担的工作多为公共卫生。从口述来看，建档率基本占到覆盖人口数的 90%；但不能深究，比如，建档工作怎么分组，建完档后，怎么进行工作分配，有没有进行建档对象的家庭归集，一个人管多少户？等等。

在交流这些问题时，院长们基本上会转移话题，很少有乡镇卫生院的院长关注公共卫生服务到底怎么开展这个问题。但在人员配置方面，一方面抱怨现有人员待遇太低，招不来合适的人才，而另一方面又可以看到每年不断增加合同工的情况，看来一线的乡镇卫生院院长是没有"僧多粥少"的概念的。

2. 乡镇卫生院的业务开展情况

基本医疗萎缩严重，经过几轮的医改把乡镇卫生院和社区卫生中心变成了以公卫服务为主以后，这一级的医疗机构完全失去基本活力。对于公共卫生服务的承担来说，又岂能激发这些乡镇卫生院院长的雄心？相反，院长们对于如何通过建设新院、装修旧院或采购新设备来改善基层的医疗场所环境和技术环境的积极性远比怎么做好公共卫生服务高得多。于是，就会出现一边是公共卫生经费使用不足，一边却是基本医疗开展停滞，但大家对于这一现象的反馈却是绩效出了问题。这或许与我的绩效专家身份来走访有关吧。

3. 以"双下沉"激活乡镇"基本医疗"服务的成长

为了推进医改的普惠政策，解决基层医疗技术力量薄弱的问题，国家相应出台的"医共体""双下沉"等政策，由省市县向乡镇卫生院输送专家门诊，并提供医疗帮扶，希望帮助老百姓在家门口就能看到省级、市级和县级的专家。

想法虽好，但在实际操作中往往是工作汇报或新闻宣传上热热闹闹，实际现场冷冷清清，不乏出现有组织的请病人来免费看诊的现象。另外，专家所产生的费用则是另外的账务处理问题了。

这里折射出几个方面的问题：其一，就医来说，老百姓大都是"认庙不认神"的，就连省级、甚至是国家级医院的头号难求的大专家，到了基层也一样坐冷板凳，不要说到乡里了。解决这类问题往往是需要配以大量的官方背景背书式的宣传，传播到位后才可能解决基础信任的问题。其二，随着城镇化进程的推进，乡村人口大量外流，务工、进城居住等，乡镇辐射人口往往不是实际久居人口，而留守的往往是以迁徙能力差的少部分老年人为主。老年人的疾病问题，也不是单纯易诊断的单一病种，而是多种疾病且长期缺少持续性的规范治疗所致。这类病人无法靠流动式专家下沉来解决实际问题，由此带来的是医患双方遇冷，令帮扶政策失去持续动力而不了了之。

4. 国家重金投入对于基层卫生院环境设施改造的大力支持

"医改以来，国内基层医疗卫生机构的面貌发生了很大改变。"中国农村卫生协会副秘书长夏迎秋认为，尽管很多卫生院、村卫生室的条件得到了改善，但我国对基层投入不足的问题始终存在，此次政策调整所带来的影响有待观察。他同时表示，当前困扰农村卫生工作最大的难题还是缺人。一些地方的卫生院大楼盖起来了，但房屋闲置、设备蒙尘，资源没有得到有效利用，"强基层"没有强到骨子里。对基层的投入不能单纯体现为房屋建设和设备购置，还须在更大范围内寻找"强基层"的有效路径。

以上这段话引自《健康报》的报道。有意思的是，我在走访基层卫生院时发现，发现他们对于基本建设、装修等的热情要远高于对业务层面的关注。

我曾经在不同场合向发改委的朋友提出过，投入后的评价为什么就不管管？其实大家都明白，就部委管钱的一个部门来说，总共不过几个人，要管全国这么大的摊子，怎么可能？别说乡镇一级的，即使是省市一级的都没法管！更何况如果形成常态的评价，评价费用又是一笔更可观的数，如此便罢了……他们开玩笑：凡交易必有费用嘛……

5. 2019年基层卫生院"头等大事"——医共体

接着就是被称为2019年基层卫生院"头等大事"的"医共体"：每个县都要开建"医共体"，做到"县级强、乡级活、村级稳、上下联、信息通"，以县域为范围，县乡村组成医共体，构成紧密型医疗集团，人财统一管理。也有些地方以市为单位，把县、乡、村拉一起，整合起医疗集团的医共体。

由县乡村串起来的医共体，可以说是"分级诊疗"政策的完美搭配，但就目前实际情况来看，因利益诉求不一样，而出现了各种一地鸡毛的乱象：

一是人财共管。就乡镇卫生院那点儿钱来说，市、县医院根本就看不上眼。反而是人的态度就变得有意思了，每一个乡镇卫生院的医生、护士或其他人员，都有各种上调至县里的愿望，而县里的主管领导除每年干本职工作之外，就有相当一部分工作是帮助各类困难或优秀人才选调进县城的分外之责。而在人财共管之后，一来县级医院本来就缺少一线临床医生，而乡镇卫生院个别能干的自然就以更便捷的方式被虹吸到县城，如同"医联体"时期县城的医生被虹吸到市医院一样。如此，打通的通道并没有有效地把能干的医生沉下来，因此基层医疗机构人员不足之现状只能雪上加霜。

二是双向转诊。其实大家都知道向上转的通道早就以各种市场运作的方式存在，不仅是乡镇卫生院直接接收病人的对接点就在村医，转诊费即使在多次巡视中被定义为违规费用，但仍然以各种方式存在，这样顽强的生命力即使在没有国家政策支撑下仍然坚挺着。但下转病人就显得费劲了些，既有病人的原因，也有县级医院运营压力的原因。向下转的难题破解起来需要多重政策配套，如国家出台的家庭病床和居家护理纳入医保政策，虽然老百姓接受起来需要时间，但肯定是未来的大趋势，而推进的速度一定与基层卫生机构解决问题的能力直接相关。单纯护理性的好办，而一旦出现病情变化情况时，没有一定的临床判断力，就无法解决老百姓信任的问题，从而直接影响居家医疗的推进速度。

三是乡镇卫生院在"医共体"的实际战略地位。"医共体"后的乡镇卫生院的实际战略位置就是医疗集团的市场守门人，而不是基层患者健康的守门人，乡镇卫生院成为医疗集团上级医院的患者直接入口。有了这个定位以后，那么乡镇对接的上级医疗资源就由原来的本县或本市多家上级医院变为仅对集团内的一家了。"我怎么可能让别的医院的医生到我的地盘上出诊或培训呢？"这样的割裂，不知道在不在当初的政策设计者考虑之中？

6. 分级诊疗与医保支付的矛与盾

与"医共体"完美配套的分级诊疗政策打通了区域之间的利益协同性问题，然则，分级诊疗与医保支付政策的系统性和协同性缺少之后就轻易地打破了这个平衡，如果县级"医共体"共享医保资金，而乡镇缺乏医疗能力的话，这点还好协调一些，但如果是市县乡医共体的话，协调起来就不是那么回事了。比如说，在按病种付费的政策中，分级诊疗的病种诊疗权就没有明确的划分，从病种定价上也没形成有落差的定价差异，按病种付费在病种定价上市县三级二级医院大体一致（尤其是一些常见病种），市县的三级医院和二级医院，这两个级别的医院的病种定价差额仅为 10% 左右，如急性阑尾炎，市三甲医院病种定价 9300 元，县二级医院病种定价 8500 元，那么，当患者有选择能力的时候，自然会选择上级医院进行手术。尤其是目前交通发达，市县的交通距离往往有不到 1 个小时的车程，虽然有各种隐匿的政策存在，或明面上的严格转诊管理制度和报销比例降低 10% 的管理措施，那么对于老百姓的选择来说，就是贵出 20% 左右的费用，大多数人还是选择上级医院的治疗。

从基层医院的数据来看，分级诊疗的客观现实不是按病种的级别对病人进行就医分级，而是按病人的选择能力、社会能力、消费能力等进行就医分级。对于我们普通人来说，得的任何病都是大病；从患者的角度来看，病从来没有分级的概念，我只要生病了就必须找到最好的医院和医生，这是一个人的认知本能。然而，自然人受困于社会层级及各种客观因素的限制，在限制条件下"择优"成了就医选择的常态。以一个县医院的患者构成来看，到城镇病人的就医率，通常不到10%，他们基本上都到省、市级医院就医。那么，严格管理的转诊制度和低于10%的报销比例，对于一个城镇职工或城镇居民来说，往往不是太大的事儿，托个人打个电话，摆桌饭，基本上就能搞定这点儿，加之本来一县之内，多少都能扯上点儿亲戚或者其他关系。县医院超过90%的病人是来自于乡村居民，这些人迁移能力有限，更没有选择的能力，在他们的能力可及范围之内，县医院就是他们最好的选择。试想，如果再把这些农民用制度困在"起高楼，新设备，少医生"的乡镇卫生院就医，这将是什么样的后果？

久居大城市的人根本无法理解县、乡、村居民在患病时的那种茫然，当他们患病求助于他们信任的医疗机构时，如犯错般的低声向医生、护士们咨询病情时，如果再让他们拿出选择能力的时候，他们除了茫然看着你以外，什么也不会……试问什么是平等、公平、可及的优质医疗服务呢？对于他们来说，我们又有什么样的能力持续给予他们坚定的信心？每年仅有几次的义诊，专家下乡如过节样热闹的场面，新闻宣传片里充满着施舍和优越感的报道角度，再配以矫揉造作的音调，这是平等和尊重吗？

平等、公平、可及的优质医疗服务是每一个底层公民应有的公民权利，而不是施舍和慈善！我相信，这才应该是医改的真正目的。于是，以这个为目标，我们就需要站在基层的角度，重新思考和定位基层医疗的发展到底应该做什么？完善什么？怎么做？同时，配套政策和资金同时，监管和管控措施也需要同步到位。

虽然知易行难，但须克难前行……

第二节 县级公立医院综合改革的那点事儿

《关于做好 2016 年县级公立医院综合改革工作的通知》的出台, 是对药品加成的伟大改革成果加以巩固。另外, 公立医院的现代管理制度方面还在继续用探索的形式, 编制的问题又提到了创新的备案制。公立医院作为医改的深水区在近些年不断推动中。那么, 什么是深水区? 下面试着从一个医生的角度来说一说这个问题。

1. 关于"药品零加成"

"药品零加成"如果是一项重大成果, 再辅以两票制的话, 我不懂这里的医改逻辑, 假设我是医生, "药品零加成"这点事儿真跟我没关系, 药品回扣这点事儿看上去有些可怕, 但查到我一个医生还早着呢, 我前面还有一堆人呢, 所以还没怕到骨子里。关于控制药占比, 这和我一个医生也没关系, 我上面还有个为吃喝拉撒而愁翻天的院长, 加大分母这点事儿不就是我笔下翻个花儿的事嘛。所以, 这事儿也不难。

2. 关于"多点执业"

现在的医疗市场可谓火红了天, 移动的医疗、医生开个诊所很容易, 但是关于医疗质量这个问题, 现在的医政水平连公立医院都没理顺, 多出来的这些小诊所, 又怎么去管好。假设, 公立医院的门诊输液能停, 抗生素应用能管, 可医院附近那些的小诊所怎么管? 医院的门诊输液是停了, 可大街上林立的小诊所，到处撑着个输液杆走来走去的叔叔、大妈、小宝们，我们能视而不见吗？这些小诊所，连个病历都没有，该怎么管？

3. 关于编制

编制这事儿不说还罢了，说多了都是泪！编制，编制，编制……北上广等大地方可以不把编制当回事儿，可在我们县里这小地方，没有编制就叫"合同工"！合同工找媳妇都得低人一等，评职称、发奖金也叫人心酸。虽然北上广不把编制当回事儿，但谁给我编制，我指定跟谁走！

4. 关于治理"过度医疗"

什么是"过度医疗"？这个"度"在哪？在某个小县城，查查费用，再查一下住院日，就叫治理过度医疗。治理过度医疗的人除了管人的科室主任，其他人还真不怕！怕科主任什么呢？一个病的诊断应该有哪些证据来支持，明确诊断了以后按规范来治疗，排查时要注意哪些规范，这些事情，管理上叫临床路径，可在科室，主任大过天，他的路径比你的路径更靠谱，科内形成标准再成为医院规范，医院的规范稳定后，再成为地方的标准。这才叫作医疗的"度"。抓住这个"牛鼻子"，就可以与医院说"度"的事儿了。也就不会被这些医生提溜得团团转，还以为取得了巨大成效。

5. 关于"患者满意度"

患者满意度这事儿得分怎么看，社会评价也许算那么个回事儿，可医院的整个患者满意度就难说了！不要以为患者当初填写满意度调查表时他会填不满意。再说了，患者有能力知道医生对他干了什么？例如，患者和医生好比两口子，连信任都没有了，还有什么满意度？夫妻劝架的原则是"劝和不劝离"，所以，只有医患信任了才能和谐，而做到了和谐，才是患者满意的关键。

第三节 热闹医改背景下的基层医院的迷茫

1. 从国务院低调出炉公立医院医改评估报告说起

《国务院罕见公立医院改革评估报告直面敏感难题》是来自健康界的报道，朋友圈也被与此相关的新闻刷屏。罕见、敏感、直面、困境、难题等字眼的出现，体现了政府的开明和胆识。然则，见诸报告的各项问题，诸如检查、检验养医，药品零差价未能破除以药养医，大检查大处方未根治，还有编制问题等。也许行外人看来新鲜，但任何一个行内人看了以后只能报以莞尔，此类问题如果要靠累积的评估报告来呈现或直面的话，那么基层医院的一线医生和医院管理者或许只是见怪不怪了。

2. "多点执业" "解放医生的自由执业"的基层公立医院现状

目前，尤其在小县城，目之所见的是街头巷尾的小诊所和街边地头林立的输液杆；如果县公立医院在用药上有底线管理的话，那么，请问这些小诊所的用药安全谁来监管？如果在类小县城的卫生局连县医院的合理用药管理都有困难的话，那么如何来管理数以十倍计的小诊所？

"一管就死，一放就乱"的制度得修订了，关于"多点执业"解放医生的自由执业，基层医院的管理者和医生们要想想清楚：第一，出了医院的大门谋生计时，你面对的上面的问题是不是你的职业出路；第二，个人工作能力超强，并且能闯出一片天；第三，相关政府部门，在医疗配套政策没完善的前提下，不能一开始就全放开，否则后果很严重；第四，对于医生的生态环境，要给予正向的引导和更多的人文关怀，要留住医生。治病救人本就不是一个简单的事，不是拿两片药就行的。

3. "三医联动"，如何实现医院传统运营体系下的战略转型

"医药、医保、医疗"三联动谓之三医联动，而其中对于基层医院挑战最大的是"医保医疗"联动。深化医保支付制度改革，实现按病种付费，这对于基层医院带来的挑战不仅是控费那么简单。基层医院在这样的转型上要深刻、系统地认识到如何来重新认知医院的运营模式，"按项目"累计收费的运营模式要坚定淘汰，取而代之的是"按病种""按服务人次"视角下的医院运营模式。

什么是医院的产品？不是描述不清的医疗技术、医疗服务，也不是病人；在这个转型的过程中，全院必须有的一个认知是，医院的产品是"病种"。基于"病种的产品"理念，对于病种的标准（诊疗标准、变异条件、费用成本标准）等要有清楚的认知和定义；基于"病种"的成本、效率、利润规划要有清晰的财务视角的分析与统筹；在定义医院的战略规划时，同样还要建立的是未来医院对于"什么病种"的诊疗能力要有所提升，对提升的要素（人才、设备、技术能力掌握周期与条件）进行清晰的定义，谓之医院的战略定义要素。

当建立"病种""服务人次"两维要素的评价体系后，才会真正实现"医保、医疗"两医联动，医院运营管理才可能和医保并轨管理，才能真正找到管理抓手，从而越理越顺。否则，医疗医保的困局只能是越来越矛盾、冲突。

4. 龙头县医院如何绕开叫好不叫座的"医联体"怪圈

"医联体"只不过把原来的走穴手术、走穴会诊换了个名词，台下放到了台上。但是操作起来，放到台上反而尴尬，没有了台下操作的顺风顺水。作为"龙头"的县医院，"医联体"这个定义很好，如何通过"医联体"实

现本地医疗资源的有效掌握呢？"利益制度设计"没有理由回避，这个利益包含如下层次："医生本人利益"要真枪实弹，来实惠！"医生所在机构与县医院的利益联动"往往是名上的利益，上级医院往往看不上县医院的这点蝇头小利，但县医院却因此背靠大树好乘凉；接着就要进行联合查房、病例讨论、定期会诊等，在利益的保障下，都顺理成章；而县医院内部对于联动的知识转移和沉淀能力就必须进行有效的跟踪和引导、鼓励，否则就成了"歪嘴和尚的歪经"了！补充一下，谈利益制度的设计不是突出医生的逐利意识，而是指在合理的利益制度设计下，有效保障医生的权益。只有医生在权益得以保障的基础上谈道德，这才有医生的负责的态度。"利益制度的设计"是管理者的责任，这点必须要强调。

5. 社会资本参与公立医院改革，资本与品牌的关系

一方面，社会资本的注入将为整个医疗产业带来变革，带来生机，这是一件好事儿；另一方面，当公立医院，尤其是基层公立医院遭遇社会资本时的情况是什么呢？我认为，公立医院在品牌认知方面存在不足。当我们在承认资本的优势时，我们同样也要正视品牌和资源的价值，这一点在医疗行业尤其需要加强认识。

医疗行业的特殊性在于，它的投资回报周期与医院的品牌资源情况有相当重要关系。比如，新建医院的投资回报周期远低于现有的公立医院（哪怕这个公立医院管理及医护能力都很差），目前，市场上一方面收购公立医院的浪潮声不断；另一方面，而之前高调买下某医院、中医院，而新建的民营医院遭遇了经营困境，想向公立医院靠拢的声音也不断涌来。理性看待资本，学会用资源和资本平等对话，这是公立医院管理者应具备的能力。在资本与医院结合的热潮中不要急，医疗投资领域，稀缺的一定不是资本而是医疗技术、医疗资源。简单说，投资医院不只是有钱就可以的，基层公立医院的院长们（尤其是人民医院），可不要做端着金饭碗要饭！

6. 养老市场火热，忍不住的扩张欲望

"老龄化逼近，中国将大举进入老龄社会；养老产业是朝阳产业！"大家有没有听到这样的口号后热血沸腾，有一种终于找到了传统医院新变革、版图扩张、抓住时代机会这样的感觉？有的在新建院区的规划中，毫不犹豫地划出一幢楼来建养老院，以期获得国家政策补贴时抓住市场商机。一旦有这个想法，再辅以政策、新闻的背景，医院决策者就会越来越坚信这个战略是正确的。在所有的数据和新闻支撑下，你们是否清楚地进行过"消费心理"和"消费行为"的分析，在你们所在的县市，老年人的数据是怎样的？在老年人中，自理老人、半自理老人、无自理老人的年龄分布和基础占比是什么？其中，接受居家养老、养老院养老的比例是多少？通过这样的分析，就会发现有一个蓝海：基于居家自理即半自理老人的居家养老市场更加符合中国目前老年人的消费习惯；依托公立医院的医疗资源和诊疗能力为平台，以"全科医生—护理小组"为组合，组成县域内分区管理的居家养老，通过上门、远程、视频等组合服务形式，以轻资产的方式运营居家养老的模式，既赶政策时髦又有效参与了养老市场。把"消费习惯"的养成交给市场、交给时间。这样在合适的时间下，我们再回购市场上运营不善、过早进入市场的养老机构，为时不晚。养老市场的火热不在于养老院的投资，而在于服务模式的探索与成熟，更重要的是消费习惯和文化的形成！

雾里看花水中望月，当下的医疗状况让我们基层医院目不暇接，比如还有上面没有提到的"医生 App""移动医疗""互联网 +"等这类更热血沸腾的词。如何在未来的医改中有效地识别机会，抓住重点，提高"独立思维"能力，这些当然有些难！但至少可以先冷静一下，抓住"医疗"的核心，增强以"病种诊疗效果"为条件的"临床诊疗能力建设""人才培养建设"的基本功训练在当下才是脚踏实地的事情！基层医院的朋友们比我更清楚我们的基础诊疗质量的欠缺点有多少，如无诊断用药、出院无诊断、检查与诊断不符合、用药与诊断不符合等，而这些恰恰是医疗的基本生命线！如果不谈这些，不基于这些来高屋建瓴的话，我们建出来的空中楼阁总有一天会塌在我们自己身上的，当看到自己医院病床上躺着的病人以"三瓶起步、五瓶标准、七八九十瓶不嫌少"的标准用药和治疗时，要想到终有一天躺着的那个人是我们自己的时候。

　　基层医院、基础医疗，意味着今天的质量改革就是为我们老去的生命质量而改革，这是根本！

　　在中环召开的医管系统的绩效评价会，组长负教授的一句话让我为之喝彩："医疗问题是真正的民生问题，希望我们的医疗行业管理部门对医院的管控要少一些，我们要制定标准，然后指导和落实标准的执行！"郭老师也说："希望大家对我们医院的管理要关注人文，管理不只是制度，要考虑到临床一线人员的感受，不要只是去管控！"这样的话在向前推动医疗改革！

第四节　医疗改革后将变好还是变坏?

1. 患者视角下的医疗改革

把自己放到一个患者的视角，当自己生病时，就可以感受到政策带来的改变。比如说，药品零加成，在药品医保目录报销改革以后，药品的进销规则一定发生改变，大家会发现如果要进口药的时候，医院受制于政策变革，如果以医保报销目录为基准的话，那么，你连进口药从医院获得的渠道将不再有。如果某个医生建议你用哪个药，再建议你去哪个药店能买到，你会不会想这里面是不是有回扣等问题？那么基于此，医生怎么办？是建议还是不建议？或者给你一个药品名称，让你满大街去买或寻找。当然，未来药品销售的信息系统和医生的处方系统能够进行零对接，医生就可以直接把处方发到离你家最近的那个药店，但你会认为这里没有猫腻吗？那么，医改对于你来说，变好了还是变坏了？

再比如说耗材零加成，尤其是一些高值手术类耗材加成取消，那么，在当下医院补偿不到位的前提下，患者在手术时很可能将面临一些新耗材转为传统耗材，比如说，可吸收缝合线可以免掉拆线时的折腾和痛苦，而可吸收缝合线在医保报销受限，或是医院限制使用。你怎么办？比如说，微创类术式转回开放类术式？作为患者，你怎么办？

2. 费用和看病贵不是一个必然的因果关系，其中各种复杂因素太多

医疗改革，总归是在费用和疗效中找到一个平衡点，费用和看病贵不是一个必然的因果关系，其中各种复杂因素太多。相反，新技术、新药物，不断革新的医学发展必然带来费用的上涨；何况，从日常生活消费的视角来看，单单一个手机就从千元机到万元机。老百姓逐渐提高的对美好生活期望的诉求，不仅仅表现在消费物质层面，还有消费习惯的养成已经从俭入奢了，再如何谈由奢入俭？这一点在医疗消费方面尤其严峻。比如原来一些门诊手术收费不到 100 元钱，现在都讲无痛医疗、舒适医疗，再加上手术室、麻醉费等以后，费用就轻轻松松 2000 元起步。但让大家重新再选择传统门诊手术，非麻醉类门诊手术，您怎么选？急重手术、抢救等对于我们来说，没有选择能力，一生都不想遭遇一次，每一次遭遇都是切肤的伤痛，而对于你有选择能力的小手术，而在医生的诊断建议下，我们自己选择的标准是什么呢？保证安全的前提下，无痛的、痛苦少些的，甚至是舒适的，而这样的选择是以什么为代价的呢？除了费用以外，那至少不应该是医生的灰色收入，甚至以医生的道德为代价吧？

所以说，单独从费用一个角度看医疗有些片面。从控费单方面管医疗，有些粗暴，把挤掉费用的目标瞄准药品、耗材，有些无奈！

而现实是，医疗费用并不会因为控药、控耗材而降低，尤其是个人支付层面，未来个人承担的医疗费用将远远高于过去或现在的水平……然则，潘多拉魔盒已经打开，还有接下来的分级诊疗，医生多点执业，医生集团，鼓励社会资本办医院，2020 年家庭医生全面推开，诸多政策是不是让你们心生温暖？如果我告诉你，在这样的背景下，将再带来医疗费用的上升，你愿意相信吗？

3. 医改之下，医院的政策背后的逻辑

分级医疗中提到三级医院重点转移到危症、重症，减少常见病的诊治，

全面启动预约门诊，日常门诊有序关停，同步鼓励医生多点执业，并且强调医生是社会人，只要备案制就可以开诊，减少大医院对医生资源的垄断，能够让患者在家门口的社区看到三甲医院的专家了。在这个逻辑背后，存续性如何？三甲医院的大专家到社区出门诊，如果不是三甲医院的行政管理权力的话，社会资本能做到吗？社区医院能做到吗？在这个环节不讨论医德的问题，如果从道德层面来讨论问题的话，那么，你能不能做到寒冬时在你们家附近清扫街道，而且保持每天一次，能坚持一个冬天吗？

那么，在这些政策背后的逻辑是什么呢？个人获得优质医疗资源的半径将变得更长，或者成本只能更高，而这些成本费用一定不在医保报销范围之内。同样，社会资本的医院获得优质医生资源的代价是什么？目前，北京医师费改革后，正高的主任专家门诊费可以收到 300 元，你认为这个价格高的话，那么，社会资本的民营医院，正高的主任专家门诊，您认为价格会在多少？仅仅是门诊，那么手术呢？这部分不属于必要的基本医疗范畴的话，医保可能报销吗？一个民营医院要有运营的活力的话，必然要从医保上面分得一杯羹，医保报销的逻辑不因医院的类别而改变，面临同样的医保控费管理，而专家从三甲医院到民营医院手术的动力在哪？医生集团运营中的收益逻辑在哪？在费用清单里，一定会出现一条经过你认可的专家点名费，而这条费用一定将是你同意的自己承担的费用。

2020 年后，每个家庭都可拥有一个家庭医生，而家庭医生目前的缺口是多少？公开信息有过报道，家庭医生在管理慢病时，他们手里将有一个重要权力，就是转诊权。这意味着什么呢？从患者的视角来看，未来你去哪里看病，由家庭医生说了算；从医院视角来说，家庭医生管着医院的入口，因为他是守门人。那么，如果要得到更高品质的医疗服务的话，或者说，你认为你的家庭医生资历能力不够的话，你选择更好的医疗服务时，这笔费用，你只能自己承担。因为，医保认可的家庭医生的签字权才具有报销的权利。

按这个逻辑来梳理，我们来重新认识医保的福利属性，用基本费用解决基本医疗问题，有限费用保障更多的老百姓的医疗问题。大病的时候能够有救济功能。而补充进来的，对于解决医疗费用的支付难题，无非就是商业保险和自己付费相结合。如果要把医疗作为一种享受和自己的生活品质相匹配，甚至和 GUCCI，hermas，宝马、奔驰，甚至是宾利的话，这样的匹配，连商业保险都不可能支付。

当下的社会，衣、食的消费已经没有本质的差别，奢侈品的消费也没有像原来一样真的奢侈到哪去。而挑战消费阶层的除了固定资产，未来估计就是医疗费用了。不同的医疗费用，对应不同的医疗获得。这些年的海外医疗消费就可有力说明这点，比如，由北京直飞休斯敦的航班上，相当一部分就是飞往那个城市获得医疗服务的。而以 MedicalCenter 著名的休斯敦，以德州牛仔的热情迎接着来自中国求医的患者朋友，因为，患者手里带的都是现金。同时，为了吸引更多的中国病人以及世界病人前来，各种商业保险，甚至休斯敦当地的保险公司也相继推出不错的消费险套餐，以帮助大家降低医疗成本。这个层面的降低，已经和国家主导的医保不是一个概念了。

我相信，没有任何一个医生愿意拿桌底下的灰色收入来实现自己人生价值。医生这个职业的培养周期和教育投入是难以想象的，比其他行业要高很多的。越是受学校或正规教育，越会有丰富的知识积累。在没有合理收入来源来平衡自己在社会上的价值或地位的时候，灰色收入的现象很难避免，这其实和道德无关。一个受过正规训练的医生，是不可能以拿灰色收入、回扣为起心动念来治病救人的。无道德的恶是起心动念的动机的恶，这种恶才是真的恶，而医生不是！

可以说，能坚持将主要的时间放在公立医院，甚至走下社区，这样的医生是值得尊重和珍惜的。

医改，将在改革后变好还是变坏？放在时间这杆秤上，大家各自体会，自然会称出个斤两轻重。因此建议大家有钱买点商业医疗险，而不用面对"有钱任性，没钱认命"的后半段的困境。

第五节 医疗产业鏖战的最后战场：县域医疗

1. 县级医院的战略思考

在县域医疗占有核心地位的县级医院到底怎么发展？一个县级医院的院长如何在政策多变的时代审时度势，做到"心底有信仰，脚下有力量"，在浮躁动荡的风云变化中更能做到"胸有乾坤壮志凌云，粗中有细拈针绣花，气定神闲谋局布子"？趁春节长假的时间，试着把近几年来的系统思考整理出来，希望能和同道友人一起探讨。

过去的10年，我们从"服务人次法"的绩效体系开始探索医院微观管理层面从利益制度设计到管控体系的关联，探索公立医院现代管理制度落地与创新。从2009年、2010年左右，大家从对于"服务人次法"的不理解，不认同，到认可，还有信任，我们收获了很多值得信任和一起前行的伙伴。在此，感谢大家的包容与支持！

未来10年，我将专注于助力传统医院在变革中如何探求战略转型之路，探索如何构建"新型全健康服务体系"，推动把传统医疗变革融入至践行《2030健康中国纲领》中的2020年"基本形成内涵丰富、结构合理的健康产业体系"国家战略的宏图中，关键要提出"传统医疗服务"如何起到主导作用的方法；至2030年，我们能共同践行《2030健康中国纲领》中所描绘的"健康公平"的理想。

　　《人间正道是沧桑》中的瞿恩有一句非常经典的台词，"在这个世界上理想有两种，一种是我实现了我的理想，一种是理想通过我得以实现，纵然牺牲了自己。"这句话具有振聋发聩，且充满着令人折服和向往的美好的力量！在跋涉"健康公平"的理想路上，不会牺牲自己，而全过程我们都将为自己的健康环境的改善而不断努力的同时，也会不断受益。医疗作为伦理半径最短的行业，我们所做的一切努力都有可能回报给我们自己以及至亲的爱人。

　　这或许就是最美的理想奋斗之路吧！为实现"健康公平"的理想，我们从探索构建"新型全健康服务体系"开始，开启下一个新的 10 年！

　　新医改的这 10 年，医疗服务的竞争角逐以多业态的形式构建起了从未有过的大健康产业的蓬勃生态，无论是传统医疗服务产业链发生一系列的巨变，还是新兴医疗服务的崛起，曾经一度吵吵着要医疗进行等等。而传统医疗服务经历了一系列的政策变革、上下游利益切割。医保改革逐步从粗放管理模式到精准的病种管理模式。现代医院管理制度聚焦到治理结构由院长负责制转向书记负责制等。分级诊疗服务的推进基本上贯穿了医改的 10 年，而最终大家的焦点汇聚到了县域医疗服务的这一底层结构上。

　　新兴医疗服务也一样，从大城市立意，写 PPT，拿钱，建团队，再到组团全域范围内地撒钱、烧钱，基本上在大城市拿钱、大城市烧钱的这一波已经倒下了，如各类陪诊业务。大城市拿钱烧向患者免费服务的，这一波也没有烧出个惊天动地的 OFO，而且一边赔着专家的费用和信任，一边患者买账的还不多，甚至还出现买患者上线问诊的现象；能够把钱烧向县域的，一部分没烧多久就发现真烧不起就倒下了，一部分活下来了，活得也不是太好。在聚集能量的同时向传统医疗低头，不再想去颠覆了，甚至还试图从实体医疗服务中找出口。这些年资本对医疗的热闹真有点"看他宴宾客，车水马龙的"，终于，医疗服务的复杂性教育了大家，医疗服务市场的竞争角逐不在 PPT 上，而在真正的患者市场中。而拥有大基数的真正的患者市场在哪？不在大城市，而在县域医疗中。

当医疗改革聚焦在县域医疗后，从县级医院的视角看世界，医疗服务存在的问题和医疗服务自身的结构都变得清晰起来，每一个县域都是一个完整的新型"全健康服务体系"，具有不一样的生命力和向外延伸的产业张力。

第一，格局全开方能明道：县级医院的战略高地。战略决定行动，战略是一切行动的最高指挥棒！同样,无效的战略口号也容易让这个指挥棒失效，诚如所见的"战略归口号，行动随习惯"的现象。同时，战略的视野也同样决定着组织发展的视野。一个县级的医院，在战略定义点上如果只局限于医疗服务或医院规模的话，那么无疑是让自己陷入了小巷思维的困境。

技术水平是一个医院赖以生存的根本。从技术能力上来说，县级医院的技术能力被市级、省级三甲医院压制得很厉害，在新医改的 10 年间，项目计酬的收入导向思维模式基本上拆解了医院技术发展机会，而逐渐深化的医改剥掉层层利益外衣，药品加成、耗材加成、辅助药品使用等，接着大型医疗设备主导的检查费的降价压力等过程中，把医疗机构赖以盈利的手段逐步扒掉。俗话说"潮水退尽后就能看出到底谁在裸泳"，事实上大量的基层医院都在裸泳。没有技术能力的支撑，疑难危重症患者就收不进来；没有良好的外科手术能力的支撑，高转速、高费用的患者就进不来；而各县医院争相开展的介入类的项目也因为耗材的零加成以后利润无几，加上对于药品反腐后的矛头调整为对耗材的反腐，开展"高值耗材"依赖类项目的利益动机被削弱；接着各县级医院开始先后开展肿瘤类的病种诊治，如放化疗等项目等，但是，因为拿不出像样的病理科，何谈什么肿瘤的诊断能力？从上级医院转下来的带药的化疗类病人，又能留有多少的利润在县医院呢？再加上"大病不出县"的政策要求，基于各方对大病的认知标准不一，这样的希望也只是形式意义大于实际意义。因医疗诉求产生的迁徙性求医路从来就不是医保能限制得了的，对于真正有迁徙就医能力的人报销医疗费就是小菜一碟。县城医院无技术上的优势，一个基层医院的核心能力就被吞噬掉了。

同时，近些年来，分层诊疗的政策要求和上级医院患者下降的压力，省市各级医院纷纷以医疗集团、医联体、医共体、双下沉的模式对县域医疗市场角逐的目标无非是抢占稳定的一级患者入口，布局未来逐步落实的分级诊疗模式以后能稳定自己的蛋糕份额。而县域医院则是上级医院在医疗层级中患者的二传手，或患者注入渠道。

重新定义县域医疗的存在价值，"患者入口"的价值则显得别有一番风味。患者入口的价值不仅在于省市级三甲医院，还有新兴产业，如科技类医疗服务、健康管理等机构，甚至同业的民营医院或养老院等。每一个进入县域医疗市场的各类医疗服务、健康类服务、医疗配套周边服务，如洗涤、检验等，都以县级医院为接入口进行分化或转移收益的。

第二，县域医疗战略定位：全健康新型服务体系。县医院的战略定义应该是抓住垄断机会最后的尾巴，把握县域经济从土地财政、举债建新开发区、引高铁、大基建模式向减债、重民生、寻找三产转型新增长点，发展文化、旅游等服务产业、养老产业等新的发展契机，以把健康融入所有的胸怀，把县医院的战略定位为各类服务产业的中转点或接入点的。以健康为起始点，临床医疗保障为后盾，串联起健康及健康管理的核心及周边产业，因为，在健康产业中，临床最终是重要的健康问题解决方案和有效保障，而正是这个重要因素，基于健康融入县域产业经济的模式就能形成一个完整的有价值的服务闭环——"全健康新型服务体系"，从而为县域的文化、旅游及其他服务产业的新型发展注入生机。更重要的是，这将是一个轻资产的服务体系运营模式，对于减轻县域经济的负债型发展开辟一条新路。

构建将健康融入所有新型服务产业的服务体系的构想不是奇思妙想，2017 年出台的《健康中国 2030 纲要》中就说要从供给侧和需求侧两端发力，统筹社会、行业和个人三个层面，形成维护和促进健康的强大合力。而"健康中国"定义的以全民健康为基础，全民健康的着眼点是为全人群和全生命周期提供公平可及、系统连续的健康服务。"到 2020 年，建立覆盖城乡居民的中国特色基本医疗卫生制度，健康素养水平持续提高，健康服务体系完善高效，人人享有基本医疗卫生服务和基本体育健身服务，基本形成内涵丰富、结构合理的健康产业体系。"而我们所构想的"全健康新型服务体系"就是符合国家战略的这个"内涵丰富，结构合理"要求的。

2. 县域医疗的"县域"

摆脱小巷思维困境的最好方法是"跳出五行外，不在此山中"。讨论县域医疗的问题时需要我们跳出医疗，静看县域。中国内地共 1335 个县，除人口在 1 万以下的少数民族自治县，大部分的县城承载了几十万人口甚至百万级规模世代繁衍、劳作生活、旅居往来的人口。一个县城，包括城关镇、乡镇建置镇及乡村。其间互相联系也互相流通，相互流通和迁徙带来的宗族血缘、姻亲等因素，从而形成一张巨大的看不见的网，在这个网中却隐藏着看不见摸不着的层级体系。

于是，在"全健康新型服务体系"画像之前，我们先来分析一下承载这张画像的画布——县域医疗的县域，看一看它的生存状况：

第一，生物链底端的县域困境。中国除长江三角洲、珠江三角洲地区等少数地域之外的县域就像一个封闭的宗族一样，延续了数千年的农耕文明，在城市化进程中被扔在后面，没有迎来实质的产业升级，仍然徘徊在低质、低收的状态，大多数县域发展较为粗放。自 20 世纪国有企业改革的浪潮之后，各县域的国有企业进行了对于产权交易在内的变革，县城的第二产业彻底瓦解，本可以守得温饱的传统农耕，也因为沿海等城市的经济高速发展而吸引着农村的青壮年扔掉农田，走进城市、走向沿海工厂，县域内的产业并没有得到良性的发展，县域前些年的突飞猛进的发展和土地财政的高度腾飞与GDP 指挥棒的影响有关，往"高速增长"的深层次看，县域经济大多以农业、资源输出或初级加工和传统服务业为主，产业链条短，科技含量低，能源消耗大，处于产业链和价值链的低端，更多是一种低层次的、粗放的、要素驱动型的发展模式。各县域发展进入盲目以城市模式为目标的简单照搬、照抄和重复建设模式，而忽视了自身优势特点，导致出现各县从建设到产业结构多方面雷同、定位同质化现象。当然，还有缺乏系统规划和审慎思考的建新区、产业园、招商引资等统一步调的大手笔，从而出现政府的举债建设，然后再以各种优惠政策，包括无偿出让土地，免费给予厂房、免税收等吸引外商，而外商进来后再利用优惠政策或从政府无偿出让土地等进行本地银行抵押融资，或者由政府出具担保的资本市场质押融资（套现），一出出"空手套白狼"的闹剧在县域频频上演，各类假企业家们，甚至不乏一些国际骗子，以招商引资的名义出现在各县城内，并且出现在由县内主要领导班子陪同的最豪华的酒店的宴会上。而本地企业反而没有得到应有的重视，少见有哪些园区形成了什么产业集群或规模效应，更谈不上辐射能力，与本地经济关联度低，甚至加重了本地债务。

同时，以土地为要素的驱动而带来的城镇化进程中，城镇化版图扩张迅速，城郊的农民把手中的土地换成了票子住进了城里的大房子里，失去土地的农民转移向县城的聚集没有得到有效应用，城镇化滞后于工业化，反而推动城乡二元结构矛盾的加剧。

另外，在现有体制结构中，在现行按照行政层级来进行资源配置的管理体系中，县域经济获取公共资源很难实现，更多的公共资源流向大城市、省会城市，包括财政资金、金融信贷、土地指标等。基于获得发展资源能力差异，中心城市吸引周边县域的资源和生产要素向其集聚，促进区域中心城市率先获得发展。如此一来，县域在种种资源缺乏的背景下谈何发展，谈何吸引力？以什么承载能力实现人才、技术、信息等高端要素的聚集？县域产业升级因此陷入困境。

其中，我国很多县域的城镇功能不健全，教育、医疗、科研资源特别是优质资源缺乏，缺乏足够的承载力，很难吸引人才、技术、信息等高端要素集聚。县域经济普遍存在资金不足、人才匮乏等问题，发展受到严重限制。

第二，通过全健康新型服务体系来激活县域经济。县域经济发展在传统思维和行政区划的层级禁锢中举步维艰，亟待破局脱困。县域的财政能力和治理能力一直是政府治理中的重要难点，"郡县治则天下安，县域富则国家强"。在互联网技术高度发达的今天，市场机制配置资源的范围越来越广泛，县域与世界的联系咫尺之间，脱困的前提就必须一方面打破行政区划的思维惯性，打破时空、级别的局限，把县域放到全球、全国、全省的大格局中去衡量和定位，深度发掘自身优势，积极借力互联网技术推进资源配置，推进科技革命与产业革命的升级，敢于建立县域与世界的联系，寻找出比较优势和发展的机遇，在推进小城镇建设步伐的进程中，整合从农村改革中释放出来的劳动力及返乡创业的劳动力，借用互联网和科技技术创新，放眼全球市场资源的获取和配给能力，聚集小城镇的集中优势资源，以第三产业升级、第二产业配套创新，提升县域产业变革。

另外，巧用"闭环整体思维"。从一个县域的整体视角思考，跳出行业的限制，充分挖掘县域的生态动能，从打造"百姓生于斯、长于斯、而乐于死于斯"的全人群、全生命周期全县域健康重塑的生态之城的角度，形成以健康为抓手的县域内产业聚集创新，实现《2030 健康中国纲要》中所提倡的把健康融入所有政策变成把健康融入所有产业。并以此找到创新点，激活和链接县域内产业，构建以行政区划和地理分布相结合的物理网络体系和技术网络体系，以生老病死为全生命周期轴构建县域内全人群进行全健康、全覆盖。正视老龄化社会趋进的背景，认知到健康重塑县域产业将带来的价值。认识到"临床是解决健康问题的判决式解决方案"，以县级医院为全健康服务的保障和资源集中点，以县域医院的专业能力和诊疗特色，延伸病后医疗护理管理及预防、医疗需求响应、健康教育、适老化和适病化生活护理服务、公共及家居生活设施改造，以及青少壮年的运动管理等，激活相关服务产业的创新、制造加工业的配套跟进，从而形成健康产业生态链，构建县域内城乡及各产业间的协同发展，打造一个乐居宜居的健康特色生态县城的同时提升县域经济发展质量。

3. 县域医疗的"医疗"

在《2030 健康中国纲要》的影响下，全国范围内大健康产业发展如火如荼，群雄逐鹿时代已经开始。虽然说市场热度极高，模式也五花八门、丰富多彩，但细究下来能形成体系的不是太多，但问题也不少，高格调的做保险，低格调的运营"包治百病"的保健品，虽然"权健"曝光了，或许打着"全健康""旧绅豪财阀"们玩买医院游戏延长产业链，以图在新制度新利益分配时能分到一杯羹……大健康的江湖群雄割据和散兵游勇并存。

第一，业态初分类。从县域的视角，对于大健康产业在县域范围内进行拆解，大体上可以分布成如下：

一是传统医疗。以县人民医院及县中医院、妇幼保健院等公立医院为主导，社区服务中心、乡镇卫生院为网点的传统医疗主要脉络、体检中心；辅以综合、或少量新兴专科民营医院。

二是医疗周边及配套。包括县域内药械等药店，各类诊所，养老院，丧葬。

三是泛健康产业。包括足疗、按摩、保健等各类会所，体育类健身中心。

四是周边健康概念产业，诸如生态农业、生态及文化类旅游、健康餐饮、养老地产、医疗地产等。

五是新兴医疗，如网络医院类、互联网技术、医疗支付等。

其中，传统医疗中的核心以县人民医院及县中医院为主，集约了最大规模的资金流、患者流，是药械耗验、洗消、办公后勤物料等上下游产业的流通战场，也是体现出医疗产业链价值的具体场景。一方面，县域内传统医疗巨大的资金流、患者流迸发出了一地的生机；另一方面，政策释放及改革导致的各项制度成本、管理费用、运营成本等激增所引发传统医疗的自内向外的运营压力。从表象上最为突出表现为强势医保管控所带来患者"费用下行"的必然趋势和院内项目收费及项目激励制度所沉淀下来的医疗行为失控而导致"患者医疗行为和费用欠匹配"，从而引发医保亏损风险和加大医保医疗质量双控力度所带来的管理成本这两大财务压力。这部分压力将是传统医疗运营管理中在未来将面临的持续压力。

而在医改反腐中带来的制度成本，以及提高医院现代化管理水平所引发的信息化建设、制度建设等的费用提升压力都将成为医院管理转型中的隐性管理成本。医保管理"宽松软"时代所激发出来的"收入遮百丑"的时代已经终结。传统医院的运营模式在变革时代亟待面临升级转型。

第二，盘活资源、创新非医疗部分的服务能力。凡是以内省为主题的内部改革都面临着巨大的痛苦，而成效甚微，财务风险和人员流失风险共存。而管理的变革从制度上来探讨同样会让管理者觉得味同嚼蜡。带领团队"吃香喝辣"是一个领导的基本修养——合理合法安全是最低要求。

这一轮的变革对于管理者的挑战将是"如何玩转资源，有效整合和立体利用资源，从而实现资源变现力，创造价值"。传统医院往往是当地人流聚集量最大、滞留时间最长、消费频次和消费基数最大的商业体，跳出医疗的视角，从商业的视角来分析，这个巨大的商业体除了医疗性资源（人力、设备）所带来的医疗消费被过度开发，其他资源的利用仍然处于空白或浪费阶段。

改革现有的传统医院，重新定义和解构医院的服务能力和技术能力，并且进行结构性拆解，首先把"服务力"分层分步骤地进行升级：第一步，现有服务范围和能力的升级转型；第二步，与市场竞争共生，互相成就，构建资源平台共享生态；第三步，强化检验检查的技术和诊断能力，并放开平台向下级医院辐射，以县医院为中心，构建县域检验检查中心。

从操作层面具体分为：

一是创新服务性消费、优化延伸服务臂膀，把成本中心转型成营利中心。

基于医院人流量产生的配套性服务低价、低质，且浪费巨大。这部分服务性消费在国内医院一直没有得到应有的重视。从国际经验来看，优质的服务性消费的引入除了能增加医院收入类别，还能对冲和软化医疗服务技术造成的缺乏情感，改善医院内的人文情境。

同时，优化院内非医疗类专业服务，整合社会资源。一方面通过采购服务，降低院内服务成本并创新服务类型，提升服务的便利性、多样性、延展性。如：通过支付改革，提高电子支付结算体系，同时与传统银行柜台业务合作，把收银业务和传统银行柜台业务整合，能成新型医疗金融相结合的服务业态，至少是打包医院收银处业务，缩减医院柜台人数。

另一方面提高具有多点网络价值类专业服务的外延和服务能力。比如，具有多网点辐射能力的医疗污物洗涤业务等。以县域公立医院为中心，成立全县域消洗中心，成为公立医院的新型服务业态，从而把医院传统的成本中心转型成营收中心。

二是采用竞争资源相融性策略，从而开源增收资源使用费。

医疗改革中的最吸引眼球的一项政策莫过于解放医生的生产力，鼓励医生多点执业，降低门诊审批流程，放开医生开诊所等。很长时间，这也深刻困扰着公立医院的院长们，"专家资源是医疗资源中的稀缺资源"成为大家的共识。然则，深入医疗运营后可知"专家资源"与产业链资源、资本资源相比，显然处于劣势。医疗服务运营中，比"医生资源"更重要的是资本资源，而比资本资源更重要的是产业链资源，当然，只有这三者相融，才可能长效发展，缺一不可，否则步步难行，越行越险。

因此，面对活跃而欲进入市场，想独立开诊，或已经独立开设诊所的"专家们"，公立医院可以尝试把医院转化为物业平台，与"专家"和"诊所"们建立开放的合作机制，把门诊服务、病床、手术室开放与斟选"专家"和"诊所"合作，欢迎专家在院开诊，诊室按平方米数或开放小时数计费，病床开放按床日计价打包收费（含租金、水暖及护理及医疗管理费），手术室可按忙闲时和手术时长计费，检查检验按折扣给予合作优惠或绿通服务优惠；医院作为平台，承担着紧急救治响应的支持服务，为单一诊所和专家提供更有保障的平台支撑。医院成为医疗物业体，引入的诊所和专家能更有效地激活内部竞争资源；医院在成本分摊和运营效率的管理上，在如何拆分成本费用、如何提高平效回报等方面一直是笔糊涂账，同时，医院对于手术室、病理科等的平台类科室的管理也存在着不同的认知，通过引入外力的创新合作模式，传统医院的整体多学科平台价值将得以体现。从而，各商业地产们纷纷尝试运营的 MedicalMall 的模式在传统医院转变运营思维，便能就地得以轻松实现——平台化后的传统医院直接迎来 MedicalMall 式的转型。

新建医院的浪潮还没退去。各基层医疗机构面对气势磅礴的新院时，投入新建医院的欢欣还没来得及散去，接踵而来的是成本和费用呈倍数的激增，同时，患者的增速和医保压力之下的费用增长的疲软情况下，医院靠什么来支撑和填满这些高成本的同时，还要保障财务账面的基本收支节余呢？

三是增加平台资源的释放力，提高医院在县域内医疗服务中心的核心能力。

县域内的公立医院具有天然的中心资源，其拥有县域内最强的检查、检验设备，同时，拥有县域内最强的技术团队。医院运营中通常会通过激励使医院方式鼓励医生开单提成，从而推动大型医疗设备的快速回报，此举必然引发性的过度医疗和医生道德困境的问题无须再多讨论。然而，在全县域内按专业类别建立独立运营和市场的延伸拓展，则能使医院获得新的生机。如将公立医院检查科建成"县域内的一流检验中心"，县域内"医供体"以下所有乡镇卫生院按市场机制运营的与县域检验中心开展合作，采取合理的分账机制。县域医院成立乡友亲情医疗及客情服务中心，负责标本的上收下送或需要转诊患者的定向预约转送服务。事实上，目前各县域内的乡镇卫生院普遍存在检验设备闲置但将检验外送第三方的情况，双方按照四比六或三比七分账已经成为行规，第三方检验公司的分利机制让各乡镇卫生院外送检验的收益远高于自己检验的收益，以至于从而国家在扶持乡镇卫生院的项目中投放的大量设备都陷入闲置的窘境。对比第三方检验公司的检验质量与县域公立医院的检验质量，县域医院在本地域市场范围内还是有较强力的技术、成本、流程规范、质量等多方面的竞争优势。

同理，县域内的检查中心，尤其是具有高度技术门槛而对临床诊断具有重要价值的"影像病理诊断"中心，汇集了全县的技术力量，应同时广泛开拓服务范围，建立合理分利结算机制；把此项零散执行了若干年但没有形成体系和规范的服务重新打包，按商业服务的模式，提高服务的运营能力。

4.医疗技术支持下的传统医疗升级转型

在全人群大健康理念之下，以医疗技术为核心的传统医疗升级转型，应该以"技术力"围绕"疾病诊疗""亚健康链接""助老照护"场景来实现。具体来说，其核心构建是：

第一，重构服务模式，强化疾病诊疗体系建设；

第二，与亚健康等健康类运动、养生等技术机构分析完善其相关的急救响应体系；

第三，链入助老照护功能，构建老年急救响应服务。

第六节　谁说医疗收入是医院的主要收入？

　　以 2009 年为界，公立医院在中国医改的浪潮中已经走过 12 年了。在今天的医疗市场热闹非凡，如互联网＋、移动医疗、多点执业，甚至还有人在想"在未来让医生找不到工作以颠覆医疗"……那么，公立医院在这些年来历经了哪些变革而又将走向何方呢？如果说公立医院改革中著名的 33 号、38 号文件以任务表式的变革能指向宏大医改中的公立医院微观管理变革的话，那么这将是一件值得期待的"未来"！其中，不管是深化医保支付制度改革、管理机制变革、人事薪酬变革还是其他，无一看到的不是现实中的"改医"！让本就模糊和混沌中的公立医院如何找到自己的发展之路？并通过上报的形式形成试点经验，让更多未经鉴别的社会资本涌入公立医院变革？现在的公立医院改革让我想到的是战国时期的群雄逐鹿、金戈铁马，只是争夺后留下的断壁残垣、残殍遍野将由谁来收场？

　　与其期待"无奈"的救赎，或被似是而非的道理忽悠，不如从全球视野中找到本地智慧的解决方案，用空杯心态、打开脑洞，跳出小巷思维，试着在全球经验中探索中国公立医院发展的未来之路，打开以医院为核心的卫生经济运营新视角，找出医院除医疗收入外的其他创收方式。

　　打开现在医院的财务报表，虽而易见医院的收入以医疗收入为主体。尤其是基层医院，除了医疗类收入，鲜有其他收入（如财政补贴）。那么，跳出收入看医院，尝试以一个商业的视角来建立医院的经济：

1. 医院最不缺少的就是人

俗话说"人场即钱场"，人聚财聚！以 1000 张床位的公立医院来看，1000 张床位约等于 1000 个患者，以此为基础，可按日均计算出至少 3000 次的用餐，至少 1000 人次的礼品消费；以这个为基础，如何改善现有的服务状况呢？将这些承包给七大姑八大姨经营食堂，将餐饮服务、礼品服务交给小店去经营，这将会收获什么？算一下账，是不是一笔不错的可观收入呢？

2. 病人的第三方主体需求

病人住进医院，谁是医院的主要客户？当然是为患者买单或与患者直接相关的家属！对患者的疾病关注或关心带来的是这个第三方的重要心理需求，由此将引发出商业机会：常见病病人的探望是初级的，陪护患者等待时期产生的消费是另一刚需，如增加自动贩卖机销售食物、饮料，也许适当的游戏服务也是不错的选择。还有，某些休闲类的服务，做得好也不是错的选择，如理发、按摩、甚至 SPA 等，服务项目也不限于以上内容……

3. 延长服务臂膀

你想过由妇产科护理部培养出的月嫂服务，或由医院护理部、康复科、营养科联合培养的健康家政服务吗？这类项目选择与合适的家政机构合作，或给家政机构提供这类的培训认证服务。但如果只是卖证，结果一定不好！

我期待如何能构建一个属于中国基层公立医院运营的乌托邦，不管坚持多久，我相信这样的美好总会带给我们更多的期许！医院作为医疗经济的核心圈，应该遵守的基本商业道德是什么？为什么我们总是深陷在如何在医疗项目中盈利，如何在基本医疗中获得医院的成长空间、规模扩张？人类是生物世界中的最高级动物，而医疗这个群体又是人类中的精英群体！我们又怎么自甘牺牲自己短短未来几十年的生命质量而饮鸩止渴式的自杀式发展？如此以往，20 年后的我们病谁来医？停止干蠢事，找一条运营医院的长久之道，试着做好、做精服务，用服务消费收入来补偿医疗利润！

第七节 社会资本涌入角逐医院市场盛宴

　　不断降低社会资本办医门槛，加速推进医生多点执业，简化医疗机构的审批资质，这些政策在宣传数年后，还只是形式上在加速，但是，到 2018 年年底完成国有企业办医院的全面改制就会让社会资本大规模涌入医疗市场，使得上述政策会加速实现。据此时间表，2018 年底近 4000 家公立医院要全面改制完毕。同时，各医生集团的出现，医院高层次医疗技术人员的流动，加上进场的社会资本，医疗市场角逐变成追逐金钱的竞争盛宴。

　　谈起医疗市场的竞争，就无法绕开主体核心医保。新医改时期的 10 年历程，医保经历了前所未有的管理挑战，各医疗机构把医保资格和入医保项目作为核心工作后，对医保资金的大力开发性使用已经是一种常态。以"骗保"的沈阳事件为例。那么，全国各级各类医疗机构在不同程度上用不同的操作方法打医保的主意与这种明目张胆的骗保有什么本质区别呢？除了医保，相关养老民政配套基金的管理又怎么避免被以同样的手法"明修栈道而暗度陈仓"呢？

　　1. 诸多涌入的社会资本，能否放高姿态，不挤进医保窄街陋巷？

　　医保资金存量受限是个现实问题，那么，进场的增量社会资本涌入后，到底是在医保资金之内找运营之道还是医保之外找运营之道？从目前来看，各类医疗机构大体上还是在想尽办法分医保这杯羹。在医疗保险的配套改革没有同步跟进的时候，且商业医疗保险进程缓慢，在外资保险入场受限的格局之下，这一场竞争将带来新的乱象丛生。

从这一角度分析，我还是比较欣赏不跳入"医保的窄街陋巷"的医疗投资者，如各类医美、齿科、眼科、产科等，在这些领域，机构们都被教育得比较好，较为自觉或被动地站在医保支付之外，即使是妇产科，也自觉地和医保切割开，病人要么自费，要么就是走商业保险付费。

医保的改革从上游控药减材挤水分，再到意图通过按病种支付来规范一线临床医疗行为，试图逐步趋近临床，但这个过程周折太多了，而其中，对于什么项目能进医保或不能进医保的这个博弈过程，如果大家都想尽一切办法来挤进医保支付的"皇粮"，那么这样的改革就只能用时间去纠正了。

2."万床俱乐部"的大咖们，谨防费用高企而加速亏损

国家采取了加速剥离国有企业所办医院的措施，催生了急于把这些国企医院收入囊中的"万床俱乐部"。

成功改制带来的改制费用、竞争性薪酬带来的人力成本增长费用、盘活技术需要的重型设备投资费用等都是摆在新改制医院当下的运营难题。运营带来的压力包括如何解决创收的问题？激励临床还是从医保费用中想办法？这些无法摆上台面但却在台下不停地运作。

中央电视台曾报道为套取医保费用，有的机构从病人到病房都是假的，诊断结果也是编的，这属于恶性的诈保行为；那么，巧立名目进医保，通过攻关解决程序正确的做法就不算恶性诈保吗？

摆在"万床俱乐部"前面艰辛的路还很漫长。或者，把回报周期再拉长，基于医院为中心，架构区域综合健康生态产业链，把周边服务健康化、产业化，从以医疗为核心，打开非医疗性服务业的运营创新，到把服务臂膀伸长，借助 AI 和互联网技术，融入社区、融入家庭，这样或者能成为医院医疗收入的良好补充。

当然，备受大家推崇的凯撒模式一直是各巨头们乐于谈论的焦点，用保险金融模式构建自己的医疗帝国，或许会迎来这样一个未来的中国凯撒，但也需要经过前期的亏损、出售、重组、再并购，这期入场的大佬们以某一种方式离场以后，才会初显端倪。

3. 街头各大小诊所的冲击力能否小觑？

意图给传统医疗带来冲击的新兴力量是因开放政策而涌现出来的各门诊部、小诊所。这类诊所，一部分为地方医院某名医、有所技术专长等人下海开办的；一部分是小有资本的，对医疗市场充满着各种想象，采用聘请或吸引几个医院名医坐堂、出手术的合作模式开办的；剩下一部分则是类似社区基本医疗服务或中医服务的小全科式的内科类诊所，它们成立时间不短，盈利不太坏，小富即安。

医疗投资中最核心的资源是什么？对于大宗资本来看，最核心的资源是专家，是人才资源。而对于以专家为名出来创业的小规模资本来说，最核心的资源是资金，重资产投资能力是重要门槛，把新兴类的医疗机构直接分为三六九等。

而在投资运营后，带来最大的挑战则是获客成本和客单价了，这时候情怀考虑就退位了。而如何找捷径便由偶尔而变成了常态。这些机构中的相当一部分的捷径多是从公立医院直接或间接分流患者，从医保资质的条件下获得医保费用的最大值。例如长期被诟病的"莆田"模式无师自通地慢慢出现，甚至往往是青出于蓝而胜于蓝，只不过"莆田系"为这种无序的医疗背了锅而惨淡离场时，大家连句感谢都没说，学费都没交，甚或把口诛笔伐的莆田运营团队挖到手，再把运营模式拿到台面上而已。

这类新兴力量的冲击力如何，没有有效的无数据支撑不好断定，但它们对于医疗行政管理是眼前最大的难题。他们的过度医疗、过度用药，诊疗规范该由谁来监督？诊所内部有监督的内趋力吗？市场宣传和危机管理或许是这类诊所管理中最重要的两大板块吧？对它们的质量管控问题，将在很长一段时间会持续性存在。

社会资本涌入的医疗市场角逐盛宴是一场群雄觊觎"医保"美食的鏖战吗？作为国家保障性福利中的核心福利"医保"这块"蛋糕"的分配如何体现公平性一直是个挑战。也许正是这种困难的存在，才给了大家太多的想象和努力的空间。其实，我总想，眼下我们面临的一方面是医保资金紧缺，公立医院效率低下但技术垄断，那么，解决问题更有效一点的方法不是把医保资金的资格控制在公立医院之间流动，而是通过对公立医院深化改革，严控严管，深度增效，提高跨省医保结算效率，从而推动公立医院与公立医院之间的内部竞争。同时，加速商业保险进程，社会资本办医院进入商业支付通路，也就是说，把公立医院和社会资本办的医院分类管理，商业保险和国家医保也分类管理。由此，公立医院的质量控制由国家医保通过支付管理来强势推进，而民营医院，诊所进入商业保险的支付管控体系，以化解现有行政监管能力与蓬勃市场发展不匹配的问题。

第八节 多点执业政策之乱象看：公权与私权

最近，某著名医院"多点执业"主任被该院处罚在网上刷爆了屏，将"多点执业"这个医改政策推到口诛笔伐的风口浪尖。各方利益代表用一切可用的官方语言，或掩饰情绪、或宣泄，各种观点各执一词！

透过多点执业在各院具体执行和落地的乱象，可以折射出：目前公立医院在微观管理范畴之内的制度执行是缺失的，其重点在于对利益顺序的认知的缺失，导致价值观的统一无从谈起。何出此言？只因为两点：

1. 医院管理中存在的弊端

医院管理中，院内管理系统基本为零，管理者缺乏对最基本的公权以及私权的认知且不清楚两者的边界。何谓"权利"，以公权之便谋得私利之最大化，此谓之"以权谋私"。这是一个最简单的边界定义。权利不仅是一个法律名词，更是一个管理者应具备的管理伦理的基本常识，很遗憾，这点在微观管理的范畴之内，基本上是只可意会不可言传的"管理之道"。谓之流在我们血液里的管理潜规则，如厚黑学中所言：做的不说，说的不做。如此模糊，所为何来？

如何在微观管理的一个组织中定义"公权"范畴？拥有行政管理职权及调动资源的权力谓之公权。那么具体到一个组织中，担任行政管理职务时，"私权"为代表的个人权利与"公权"的顺序关系应该是什么？只有界定了这个的前提之下，我们在制定规则或执行规则时的管理逻辑就会相对清晰一点儿。

谓之公平，"公权"必须受到监督，才可能保证到无"公权"的个体其"私权"的平等获得！

2."担当"真的只是党务管理中的一句口号吗？

关于医院管理者的"担当"问题，在我多篇文章就熟人体系中论及管理泥潭现象均有说过，在此不赘述。什么是"担当"？在是非分明、公私明辨的前提下，能够承担责任的能力，就事论事的能力，在利益博弈和平衡中可妥协而不苟且的能力，身先士卒而自律自省的能力。

"选择做一个专业技术人，我们就没有权利把多余的时间放在看手机上，专业是第一位的""选择作为一个管理者，我们就没有权力把自己的利益放在前面，而更多的想到的管理的责任，管理的担当""选择作为一个医生，白大褂穿在身上就应该知道这件衣服不是神气，而是沉重的，heart to care and skill to cure，you know？这是白色的神圣！这个神圣，不光是医生要知道，医院管理者，领导也要知道！"有幸和 78 岁的黄醒华先生在她的诊室内进行过一次一个简单的交流。她至今仍然勤奋好学，我从仍然才思敏捷的黄医生身上学到了什么是担当！

公私明辨，敢于担当！在政策多变而充满生机的医疗领域内，用这样的精神来自勉、自励！

生命不是生意，还医疗领域内"清白、明亮"！不道是非曲直，但求心底无私，与同道诸君共勉共行！

第九节 医改推动中如何戒掉"说正确的废话"的坏毛病？

什么是正确的废话？道理无可非议谓之"正确"，内容高大空而没有或不顾执行基础谓之"废话"！深化公立医院改革政策一路走来，各种经验快速地提炼，快速地总结。没有什么经验不先进，没有那个推广不隆重，没有之作成效不显著，是之谓"正确废话的话"语系中的配套用语。

深化公立医院改革进入深水区，大小媒体上到处都可以看到正确的废话。当我们都活在这些所谓的正确的道理中时，逻辑的重要性就毫无价值！提个观点也许重要，但更重要的是潜下心对执行路径的艰难探索和逐步深入。从宏观层面上看，这些观点可以叫战略、梦想；但从微观层面上看，就无法操作……

我们先从这个看上去正确的废话说起，医生价值的体现就从支付制度改革开始。

"支付制度"是一个经济学用语，在经济活动中约定进行的交易方法。在这个逻辑中，存在服务方与付费方，那么其中的支付凭证以什么为中间媒介呢？简单地说，服务方提供什么样的付费清单，支付方核定清单并进行支付。

在这个关系中，服务项目的定价高低先放一边不讨论，那么，支付要素中第一个要讨论的要素应当是这个清单的合理性问题。

我国的医疗费用支付分为按项目付费、按单病种付费、按病种付费等。服务方是医院，付费方是医保基金和个人。而医保和医院的矛盾冲突是先天的，因为他们在制度体系设计中的关系是利益冲突关系，管理与被管理是从开始制定游戏规则时就确定的不可变更关系。

1. 服务方的粗放变革将面临的黑洞

那么，当支付制度按照设计者的理想推行时，将遭遇的第一个障碍会是什么呢？按病种定价，再按病种付费。看上去很正常，但是逻辑后面潜藏的魔鬼是什么呢？是常年以来医院收入优先、质量苟且所带来的巨大管理黑洞：

第一，医生日常书写的病历，其质量要靠谱。病历作为支付方付费的一个基本凭证时，有诊断是第一要素，接下来才是诊断与治疗、诊断的准确性以及用药的符合性。还有就是诊断名称的规范性，标准的统一性等。不规范的病历质量谈不上支付的公平，也不能承载支付制度的改革。

第二，从利益博弈层次来看，首先面临的即是诊断选择的恐惧：当按病种付费成为衡量医生劳动价值的标准时，这背后的利益逻辑会指向什么？切断医生收入与患者费用挂钩有区别吗？其后果将是什么？例如，糖尿病合并肾衰竭对比肾衰竭合并糖尿病，这两组诊断对比后出现的问题就是支付制度这么改革的后果，必然是医生做出的诊断选择就体现对应的劳动价值。

第三，假设诊断明确后，在治疗和用药过程中，如何规范诊疗流程？这个规范的标准是全国能够统一的吗？能否形成统一的支付价格？这样的想法忽略了价值生成的逻辑导致不切实际。因为任何一个过程中的利益冲突都有可能出现因为用药、治疗或检查而编个诊断的可能。

第四，按病种付费要基于诊断明确、诊疗路径规范的前提。按病种付费这条路从病种定义到过程规范在基本正确的情况下向前推进的时候，道路会一帆风顺吗？试想，在我们临床上收治一个年龄 50 岁的急性阑尾炎患者，如果按病种付费来体现医生的劳动价值时，患者可能的高血脂、高血糖及其他问题，是否可能被医生当成另一个诊断列入新的病种让医生得到新的劳动价值呢？

2. 服务方的医疗产品市场定价

目前以什么为标准或依据来实现医疗产品市场定价？有以下两种思路：

一是参照先进国家的相关病种定价来进行支付。其实这条路只是理想。在经验方面当然可参照先进国家，但到定价这样的具体做法上面，我们怎么能和发达国家比呢？货币价值不一样，经济总量不一样，消费能力不一样……

二是参照测量方法，进行本地化测量。在此分享一个很有意思的公开病种权重公式：A 市某病种 DRGs 权重＝ A 市该病种的例均费用 /A 市全体例均费用。这个公式表达的含义大概是：基于当地的医疗水平、消费水平，形成具有地方特色的病种权重，为当地病种定价提供参考依据。据此，假设我们一直讨论各地的医疗不合理性存在的话，基于不合理推理出的不合理，是否具有参考价值？在这种定价基础上，是否包含医疗成本以外的其他成本？如不包含的话，又如何规避医院运营者只想涵盖自己一亩三分地的运营成本等而制定出其他应对政策之微观的制度呢？当这种可能存在时，医疗诊断的纯粹性和按病种付费的理想又如何能避免不被打破呢？

3. 谁是支付方？有几个支付方？

在公立医院改革的进程中经常谈到的一个话题是引入社会资本的政策，以推动公立医院竞争机制形成。但在这个背景中，支付方的竞争机制的形成推行政策举步维艰。一开始从"保基层、建机制、大病不出县"的保障逻辑其结果是因为支付利益捆绑，带来了县乡公立医院的高速发展。县里的病人只有在本县看病才能报销，否则要么不给报销，要么降低报销比例。诚然，"医保省内漫游、2017 年医保将实现全国漫游"等深度改革在一定程度上打破了利益僵局，但医保支付的垄断格局仍然未见显著突破。比如说，患者可以根据定价和疗效在全国范围内选择同一级别医院就医，医保中心根据患者的就医记录实施支付，在这个关系中，似乎是保障了患者的利益，然则，为什么医院不能具有选择支付方的权利呢？比如，医院是否可以根据支付方基于病种和诊疗流程的定价及合理规范，来选择这个支付方的客户来提供服务？

在这个逻辑的后面，患者的医疗选择权不只限于医院，而且医院还有选择支付方的权利，只有"患者、支付方（保险）、医院"三方互联互动、互相牵制的机制才有价值。

在医改进程中，如果以医改的名义使支付方成为产业链的上游，且只承担管理权力的话，那么支付方的权力将在程序和流程中设有制约力的，但无监督权力。它具有将定价、发牌集于一身的权力，成为牌局中上下通吃的强庄，这样的改革造成的不平衡显而易见，前途堪忧。

医生的价值体现是一个复杂的系统工程中，但把医疗价值与医疗结果的表现（不管是支付还是项目）进行利益关联，必然带来利益的联动而直接影响到医疗的纯粹性。我们在按病种付费的过程中，每当看到某一个患者病历上出现 10~15 个诊断时，心里就会产生一阵阵的痛和恐慌！

何谓管理的价值？实现"权力的监督以保证利益之公平"就叫管理价值，而在医疗管理过程中，其中最重要的核心权力是"医生的诊断权力"。当我们在医疗的权力监督和权利规范程序尚未建立起来的时候就在权力的后面附加上了体现价值的利益，那么其最终走向的将是"以权力之便实现自我利益之最大化"，是之谓"以权谋私"。

那么，体现医生的价值的重要核心在于建立"医生诊断权力"的规范机制，而这个过程说来简单，却又是一场艰苦卓绝的硬仗！从宏观层面上看，如果在保险、医院两方均引入竞争，建立"患者、医保、医院"三方利益联动机制，是实现"医生诊断权利"的第一要素的话，那么，基于医疗产品的定价则是在"以临床为始，涵盖各项运营、管理成本，从而规范诊疗流程"形成"诊疗路径规范下的定价"则是管理程序中的关键部分。而更重要的是在"微观管理"的质量管理体系中对"医生诊断权力"进行的日常管理和持续改进的持之以恒，避免"诊断权力"的无监督，建立随时"打开医生诊断权力"的管理机制，在医院内形成制衡，这是价值体现和价值塑造之必备要素。

"医生的价值体现"如何在多方利益平衡中找到制衡点，这是个难事，但即便如此，我们也要尽可能地避免"武断使然"，毕竟医改的每一步都是以数以万计的患者安全和费用为代价换来的。

在政策频发的医改深水区，如何使配套政策更好地落地和执行？执行和落地过程中的微观管理、制度建设的难点、困难点在哪？谁来研究？畅谈理想不如跋涉上路，哪怕山高水长，险峰峻岭，只要出发了，我们终离目标近了一步！不妨用点阿甘的精神，激励我们低头奔跑，低头赶路！

第十节 《我不是药神》背后中国医院的无奈

国产电影《我不是药神》在国内火爆上映了，而身处海外的我只能通过微信朋友圈感知它的热度。一部剧考验生死，考验道德，考验伦理！一时间，谁都开始用《我不是药神》来"蹭"热点，特别火热的恐怕是卖保健品的，甚至还有足疗养生的……这般牵强附会，说明了市场的巨大和无序。

不管怎么说，《我不是药神》这部剧是火了无疑，但要在从评论和各类文章及各种谩骂中感受火热的同时，发现有价值的观点还真是鲜见。我们就借着这股子热火劲儿，来漫聊一下这个时代背景下的中国医院的复杂与无奈。

1. 超大规模国家中国式医疗的超复杂性

中国医院的问题以中国地域和经济发展水平为背景，参差不齐，远不是一个医院等级评价就能界定和说得清楚的。这里的复杂性，除去经济和地域层面因素外，最关键的是医疗技术水平的差异问题。在我们国家，医疗技术水平缺乏"技术规范体系"支持，人们寻医往往针对在某个学科的某个专家；这样的情况越是基层情况就越突出，甚至相当一部分一线城市的医院也存在这种问题。"诊疗规范"是个持续存在的核心问题，道理说起来很容易，技术实现起来也不难，难的是人与人之间的偏见和固执（不排除利益问题），尤其是技术顶尖专家。

缺乏"诊疗规范"带来的问题就是技术标准化程度低，且技术的转移复制能力差。虽然说这些年推进诊疗规培项目试图改变这一状况，但"运动式""一窝蜂式"改革略显简单粗暴，比如说，诊疗规培项目开始后，全国上下各级医院关注的不是什么是规培体系，而是如何从国家拿到"规培项目和项目资金"，而这个资金的数量又往往和"攻关"力度有关。而诊疗规培体系的建立，规培人员的追踪，效果评价方法等却无人问津。因而，随着又出现的"规培执行一刀切"，各种制度设计缺陷引发的批评随之而来，于是只好打补丁。其结果就是国家的钱花出去了，而老百姓对国家政策"朝令夕改的印象"也在此加深。

2. 医保支付制度改革与公立医院治理模式的博弈

讨论医院的问题一定要从医保支付的视角来探讨。我国的全面医保支付制度启动比较晚。医保作为一个政党或一个国家重要的福利工具，很容易上升到生死大义、救死扶伤等道德层面，以至于把各种简单的问题复杂化了。福利的政治属性核心是体现其救济功能，医保支付的福利定义自然就是"在费用可控的前提下，用基本费用解决基本医疗的问题，提高覆盖人群为第一层保障，然后才是保障大病重病的问题。"

医疗服务作为专业化高度集中的特殊行业，外行人很难对其服务的标准和质量进行评价，因此第三方监管式的支付模式成为国际惯例。那么，对《我不是药神》的一些批评声中，有人将批评放到了"医保管控的重点在于如何保障基金穿不穿底"，而不是"不顾生死"。

我们国内目前医保支付制度改革遇到的最大瓶颈其实并不是简单的费用失控的问题，而是医保正在为一些"失控的医疗行为买单的问题"，其中的核心问题仍然是"医疗规范"。"基于诊断建立标准的诊疗路径"为医保支付和医院医疗行为之间的桥梁，但这一桥梁的搭建困难重重。阻力多来自医疗方，大家的批评更多的是疾病对于病人而言，由于个体差异太大导致标准规范因此难以建立。循证医学的严谨性在这类批评声音中被偷换概念，临床医学应该是"每一次医疗行为都是基于诊疗规范为指南，而基于每一个病人小心求证、探索的实践过程"，而并非是放大个体差异而忽略掉规范和标准的价值。

医保支付开始阶段是按项目付费的。在这个阶段大家都认为医保支付是个大金矿，要什么里面都有，甚至一些医疗能力差的基层医疗机构出现"油米面皂"都能医保报销的现状，更不用说医院学习如何增项收费、计费了。以至于均次费用的连年攀升成了常态。早些年，我还听过一位分管县长很有意思的高论："我们县的三个医院的均次费用都在 3000 元以下，离北上广大城市有很大差距，所以，我希望今年，我们各医院要努力，缩小我们和一线城市的差距。"

为解决问题医保支付的"总额预付"的严苛控费制度来了，这下大家发现医保这个金矿不能随用随取了，于是大家开始不高兴了，各种意见涌现。其实，如果把这个大局面放到小家过日子来看，大家就会乐了，如果我们家里有个儿子，要啥买啥，买啥扔啥，怎么办？两条路，要么就收拾这败家儿子，要么就拼命挣钱！

按病种付费，DRGs 按疾病诊断组付费推行，给各医院的管理带来了巨大的挑战。各种控费方法控到了病种层面，管理等各方面的难受开始了，而这时候最难受的是把医院逼进了"路径规范的笼子里"，意味着医疗行为将是受到全面监控的，这样的监控是前所未有的，而这种难受将仍然持续……

但随之而来的问题将是"医疗管理中的更难一级的博弈开始"，医疗技术人员的反制力而带来的选择诊断、高标化病历等现象的出现。

因此，北美正在探索的"按疗效付费"的支付模式——价值医疗一定将会到来。从费用的角度来控制，是一件无奈但有效的事件。医疗管理作为专业高度密集的领域，管理与被管理的反制博弈将是必然。但很遗憾的是，全球仍然没有找到医疗管理的先进经验，就拿人们推崇的美国来说，管理的代价仍然是逐年增高的医疗费用和管理费用，而质量问题依然是个持续存在的老问题。

医疗管理的价值也许就是我们都明白"当我们自己成为病人时，我们自己是很难有能力对医疗服务的价格和质量进行及时评价的，哪怕我们自己身为临床医生"，"作为一个病人，有权利知道在他身上发生了什么"，如果我们有这样的意识去维护一个病人的权利时，那么我们心底的迷茫就会减轻一些吧！虽然，有时候真的很难。

3.Pay-for-Performance（P4P）的绩效激励制度是万恶之源

在组织中，人的行为是受利益制度驱动的，制度激励什么，人的行为就倾向什么！

我们研究医院绩效近 10 年了。虽然我们一直在推行"病种 + 服务人次法"的绩效模式，以期推动医院向医生的绩效支付和医保向医院的医保支付并轨。我国的医保支付"按人头、病种付费"制度是 2017 年提出的，而葆德团队是 2009 年底就开始研究"服务人次法"。很多朋友都说我们具有前瞻性，其实，我特别想说，即使是这样，仍然是不完善的！"服务人次法"鼓励医生忠实记录医疗全过程，甚至医疗过程对于医疗价值进行评价。虽然这个方法至今为止仍然和政策相符合，有它的合理性，但激励绩效必然带来医生医疗行为的改变。而这点正是医疗质量之伤痛。

这也是前面提到的：按病种付费的支付模式带来的问题将是"医疗管理中的更难一级的博弈开始"，医疗技术人员的反制力而带来的选择诊断、高标化病历等现象的出现。按病种支付或按人头这支付是最简单的且标化程度高的病种，往往疑难复杂或多诊断这是选择诊断的高风险区。

我们从概念上很容易知道，按收入提成或项目提成制必然带来医疗行为失控和费用失控，所以，"九不准"存在的合理性。然而，上述出现的情况所造成的负激励后果，将给管理带来更大的挑战！

那么，问题来了，用什么方法来解决绩效问题呢？职称还是非职位？就在医院里有多少高级职称常年在行政岗位，甚至从来没有从事过临床诊治的呢？职位问题就更不用多讨论了。如果把绩效的关注点放在职称或职位视角上的话，那么估计愿意奋斗临床一线的就更少了……

就绩效的而言，地区差异很大，从全国层面一刀切解决问题不太可能。从一省、一市解决问题还是有可能的，需要基于地方财政的实力、医院的基本管理水平、数据情况等支撑。以一市为试点，进行战略布局和规划，严密多维度测算，可以探索出摆脱 P4P 激励绩效的新绩效制度。

4. 管理不再迷失：唤起或培养根植于内心的信仰

在研究管理问题时，我们终将在管理与被管理的博弈中交替往来，所谓道高一尺魔高一丈，如此循环往复，管理有效性永远都是个持续问题，被管理者永远有隐藏信息的可能，而管理者不断地扮演着警察的角色，不断地推进"披露、公开、透明"是管理工作的不变主题。但是，管理真正有价值吗？被管理者终究是组织里活生生的人，管理者与被管理者陷入机械式的治理与治理循环是件多可怕的事情？活生生的人有血有肉，有哭有笑，有情感，终离不开"食色男女，悲欢离合"！

唤起或培养根植于内心的信仰，具有反思能力和奉献精神，或许这些才是管理工具无法触及，但却最终弥足珍贵的！

虽然人们"熙熙攘攘，利来利往"，我们正视趋利是人性本能，是最基本的生存保障，然则，构建在基本利益之上的形而上的意识形态终是更高一级的利益存在，从"利己"走向"利他"，从"利他"收获快乐、幸福，将更绵长和安宁，从而形成更平静、长久的安全感。

或者，这样的未来也是《我不是药神》中程勇希望的那个未来吧——"今后会越来越好吧，只是希望这一天早点到来！"

"你能保证永远不得病吗？"这句话很戳心，医院管理真的是个复杂的活儿，借《我不是药神》这部剧带来的反思，希望带给我们的不仅是戳痛，至少能让我们在改革艰涩前行的路上往前进一点儿，再进一点儿！把"你能保证永远不得病吗？"这句话放在前面，或许能照亮我们前行的路。

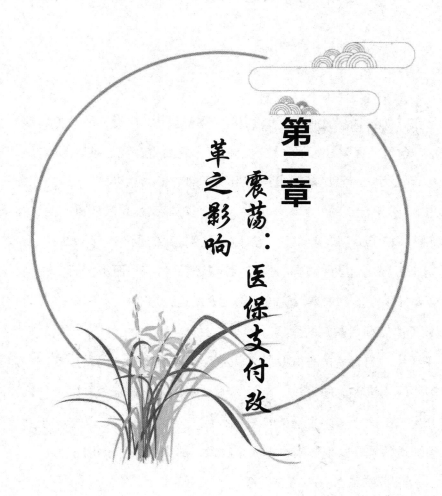

第二章

震荡：医保支付改

革之影响

第一节　有一种尴尬关系叫 "医院和医保"

医院认为：医保是什么？是扣费、罚款、拒付！要不就是单病种，要不就是总额预付！医院被医保扣成这个样了，这简直让我们难以为继！

医保认为，闹意见有用吗？不当家不知柴米油盐贵！你想过就医保基金这点儿米，够干什么的？管家不容易，嘴又多，钱又少！我们也不愿意弄总额、弄单病种，如果你们老老实实、该干嘛干嘛，我们也不至于如此！

未来医保支付改革将向"服务人次、病种付费、服务床日"转型，在这里有必要强调一下，未来医院与医保相处的运营原则：

1. 不要做项目激励的蠢事

不要以项目付费的方式从基本医疗保险的单个病人的费用支出方面去创收！不要用销售提成的方法，也就是项目激励的方式来激励医生！这样的方法培养出来的医生未来也会给你看病，或者给你的爱人、父母、子女看病！你必须知道的是，医生按销售提成拿收入，那么，医生出售的是什么？

2. 弄清医院和医保的商业关系

弄清医院和医保的商业关系很重要！医保按病种给我们付费，我们按项目和提成给医生设计绩效。从这个角度来说，医保、医院和医生三者的关系是什么呢？简单说，医保是各类病种的批发商和买单方，而医院是各类病种的零售商，医生是病种的营业员，三者形成了一个闭环。如此看来，买货与卖货不是灵活性的问题，而是技术含量的问题。也就是说，营业员靠什么多挣钱？靠的是货品质量和服务质量！

3. 医院和医保不该对立

医院不要和医保对着干，与其被他们管着，为什么不和他们一起制定标准，践行标准呢？医疗的合理性谁说了算？当然是临床的医生说了算！那么我们就告诉他们，比如为什么治疗阑尾炎要用5000元？是怎么花的？用什么指标能支持诊断，然后手术选择是什么？用药的选择因素是什么？出现什么情况我们可能要花比5000元更多的钱？假如他们没有按规范操作，医保就会采取惩处措施。从这个意义上说，医院管理的秘籍应该是医院帮医保订的！

4. 关于商业医疗保险

什么是商业医疗保险？商业医疗保险是由保险公司经营的营利性的医疗保障（以下简称：商保）。如果说将基本医疗保险比作是我们的糟糠之妻，那么商业医疗保险就是有钱的大款或富婆！商业医疗保险入市，他们将带来大量的高端客户，高端医疗服务有了他们的买单，这个市场才有成长力。看病保险买单这是一个国际惯例。基本医疗费低、服务少由国家医保给钱，高端医疗费高、服务好由商保给钱！这是商业保险存在的价值，但不是他的重要利润来源。商业医疗保险的重要利润来源是"控制风险、降低理赔率"，而正是有风险控制的质量保证，才能做到一旦发生赔付就可足够慷慨大方！

那么，商业医疗保险控制风险和降低理赔率通过什么得以实现呢？当然是医疗机构了，医疗机构所具有的天然属性就是诊断及治疗或健康管理。医院与商保的结合可以贯彻始终。比如，医疗机构非商保的审核和代理端，要比商保自己建个核保部更靠谱。由医疗机构来帮助商保进行客户健康风险评级，商保根据评级来进行价格匹配。再如，慢性病的客户一直被商保以高风险拒之门外，拒绝投保。然则，往往有大量的慢性病是可以通过有效的健康干预来实现健康状况的逆转，这样的结局于保险方、客户方以及医院方都将是多赢的。设计一个包含慢性病既往史的商业保险产品，由合作医院把关审核，这是特别好的一种结合方式。医院在商保的代理、评级和管理上都实现获利（商保为买单方），这是多么符合共赢商业价值和道德情操，即所谓的羊毛出在猪身上的现实逻辑！

　　而这样的结合还有更多的亮点与合作点，譬如商保与医院合作，共同设计保险产品以赢求更多人群的购买。涉足并且做精这块儿市场，将实现的未来是什么？还需要各方认真研判。

　　马云曾经说，未来超过他的人一定在健康行业！从马云的视角看世界，应该可以更精确一点儿说，医疗与商业保险的结合将可以真正意义上把中国封闭的医疗体系推向良性竞争，从而在这个背景下造富，而这样的"富"不仅是财务价值，而且是具有人文情操的价值！

第二节　国家医疗保障局将开启的新时代

大家对关于"医疗保障局"的首发领导班子集体亮相有一种千呼万唤始出来的期待，业内盛传已久的最后一只靴子终于落地……关于医疗保障局新发亮相后的未来行业动态，大家有了很多猜想，很多期待！

1. 基本医疗服务内容将有严格规定

"人人都能公平地享有基本医疗保障"是公民的基本权力，其背后对于医疗服务中的那些"基本医疗服务"的范畴的定义和价格等方面将面临更强的管控，目的是"要保障有限的资金让人人都享有"。如此一来，个别把足疗、SPA、美容等非基本医疗项目或特需项目纳入医保支付范围的部分县、市医院就无人为继。

2. 实现"基本医疗"的保障机制

如何有效地保障"基本医疗"首先要实现这个管控目标对象的定义：药械的从严管控肯定是必然，还有更严的管控将来自于"对医生医疗行为的监管"。医疗服务具有高度信息不对称的专业壁垒特征，无论是病人还是管理者都无法像"主诊医生"一样具备足够充分的医学知识来对服务的品质和价格做出判断信息不对称时，"供方诱导需求"将成为重点风险管控的对象。医院管理中对于医生的医疗行为管控存在高度的复杂性，因此，基于医生建立的医疗行为监督体系将利用全面铺开的电子病历系统。这样基于大数据的技术管理将朝着可视化的方面发展。"公开、披露"是最好的监管。

3. 医保肩负的重担

"人人都能公平地享有基本医疗保障"作为公民的基本权力，其背后的含义应该是"保障看不起病的穷人能享有基本的健康权和生存权"，而一定不是有支付能力的人用医保来满足个人感受和体验特需及舒适服务的。救济属性是一个社会人道主义的基本体现，而医保的价值应该首先体现的是社会的温度，最起码是救济责任。因此，医保对于医疗行业影响的重要性显而易见。然则，医保支付肩负的不仅是医疗行业发展的问题，还应该体现的医保肩负的重担更关乎公平，一个社会、一个国家要实现公民生命权和健康权的基本公平。而这其中的作用，才是医疗保障局存在的真正意义。

第三节　西安三院绩效反思：缺乏临床共识是中国医改的核心之痛

来源：中国网医疗频道，2019-03-24

在西安市第三医院绩效事发时，公司同事，尤其是负责葆德医管微信公众号的同事找到我，希望我写点评论来发布。

总之，一句话，"对医疗的不伤害原则"是这个行业应该坚守的最低职业操守，以这句话与各同道者共勉！

1. 西安三院出名的病案首页现象

西安三院在这次被称为国家举办的公立医院绩效考核中被点名曝光，大小媒体纷纷以"绩效考核数据造假"等醒目标题予以披露，配以领导严正发言等。

如果深入了解医院，就不难发现"病案首页"的问题远非是西安三院的个例，而是行业通病。而披露这样的考核结果，可以起到杀一儆百、以儆效尤的作用。

病历的问题历来是医疗质量管理中最难啃的硬骨头之一。纸质病历时代，病历归档不及时，病案首页缺或漏问题比较常见。在电子病历时代来临以后，病历归档率似乎得到了有效提高，但是，提交了什么内容就如同西安三院的事件一样，因为并不是医生提交病历，而是软件提交。因此，女性患者得了前列腺疾病，男性患者被诊断出子宫肌瘤的问题，才会出现。随着近些年电子病历字典库升级后这类问题得到了改善，但小孩得冠心病、糖尿病的病历仍然时有发生。如果说这些是病案质量的突出问题的话，那么，深层次的病案问题就难以想象。

病历的深度质量问题呈现出在看上去是按逻辑书写的一份"正确病历"，它可以是基于检查编诊断，或者诊断加检查的逻辑，也可以是基于病种付费或 DRG 逻辑，研究出一套高诊断，书写出一份符合逻辑的"正确病历"，而这些远非是按国家统一标准的绩效考核能触及到的。

2. 中国医疗缺乏临床共识之痛

"缺乏临床共识"是病案呈现一地鸡毛问题背后的真正原因，也是中国医疗目前存在的锥心之痛。可怕的是，一旦形成常态，再来对标标准时，就会出现对标准的质疑和阻滞，同时还有一套看上去正确的逻辑，"每一个病人都有个体差异嘛，我怎么能按照同样的诊疗标准来诊疗不一样的疾病呢"。如果再通过对医疗毫无了解的媒体传播，就会形成一种新舆论。于是，经济学中的"劣币驱逐良劣"现象在医疗管理中呈现出新的模样：无标准的个体喜好行为驱逐受到严格标准指导的规范动作。

"缺乏临床共识"不仅表现在临床上，更多的还表现在行政对于医疗管理的简单粗暴和缺乏沉下心来有效地引导、帮助、规范临床的行为。行政权力和专业权力间缺乏有效的沟通渠道，行政管理过于强调统一步调，短时间取得显著成效。遇到专业权力冲突的挑战时，往往是一方面向专业权力妥协，另一方面以情商迂回避开问题，鲜有真正的痛下决心深入临床解决问题。而这一表现往往是越在基层越突出，反而是一线城市的大医院越来越注重医疗标准的建立和坚守，但到了医疗行政管理部门那里，则又回到了原点。行政管理对于临床的治理总是在隔靴搔痒。

临床共识是什么？临床共识是医疗管理与决策建立在基于临床标准的建立与维护上，而临床的标准则是"基于指南，强化于临床，所实现的路径规范上"，以此为基础建立管理决策起始点，逐步减少临床无序、自由化的医疗行为，提高临床治理的监控力。

在信息高度不对等的医疗领域，医疗管理注定是一场艰巨且艰苦之旅，如何减少对于权力的依赖，通过强有力的行政权力推动信息公开，不是要把宏观的绩效考核或评价信息公开，而是推动"临床信息的披露"。

在"服务人次法"的理论设计和公开课上，我主张得最多的是"鼓励和引导医生忠实记录医疗全过程，形成一份完整真实的病人病历"，这是服务人次法体系的核心价值观。因为及时完整地书写病历是医生的法定义务，而只有这样才能告别在基层医院管理中经常存在的一旦出现医疗事故，医院便启动找病历、封病历、改病历三部曲的老程序。

3.期盼更规范、更可及、更安全、更可信的医疗服务

行路且阻且漫长，在医改的路上踯躅艰难前行，越艰难，越谦卑，越艰辛，越谨慎，希望有一天回望，我们这个时代的付出不只是一轮一轮的文件、政策的发布，而是更规范、更可及、更安全、更可信的医疗服务的出现。

第四节　一个好汉三个帮：从病种成本看临床路径与疾病诊断相关分组（DRGs）

加强医疗质量与安全管理、优化医疗资源配置、控制医疗费用增长，这三点是世界医疗长期追求的目标。从 20 世纪起，在经济快速发展的同时，出现了医疗费用增长过快的情况，医疗费用控制的问题也凸显出来，成为世界范围内亟须解决的问题。

要做好控制，最基本的是需要有一份合理适用的指标与规范，不仅使管理有了评判的标准，更是给医疗人员划了一道规避常见问题的红线。

1. 按病种付费更能控制医疗费用的不合理增长

国内外医疗历史经验表明，按项目付费容易诱导医疗需求和过度医疗。当下许多国家不再采取按医疗服务项目收费的制度，而是采取预付制。而按病种付费，就是一种对于付费标准的规范，也是一种遏制过度医疗的方法。

实行按病种付费，制定病种付费标准是关键。而这一标准如何确定，病种成本的核算就是一个衡量要素。以单一病种为例，以病种作为成本核算的对象，归集、分配费用，进而得出每一病种的成本。这样就明确了医疗服务是针对每一种疾病进行的。若以此来统计标定出对于某种疾病诊疗的标准成本，则会形成单病种限价的医疗服务。病种成本的测算管理，即是在寻求一种合理的病种费用控制办法。

我国实行全民医保政策，按病种收费，医保不仅是第三付费方，它也通过制定预付标准、借助预算与医疗服务提供者共担经济风险，进而提高医疗卫生经济效率。测定病种成本得出单一病种的真实成本与医保定价成本间的差异，有利于对病种成本进行控制，也有利于提高医院的绩效水平，还可以保证针对同一病种的医疗服务质量的统一与规范化，降低相同等级医疗机构对同一病种的医疗费用的差异，减少医疗机构间的医疗价格竞争，同时减少不合理医疗费用的产生。

一言以概之，停止按医疗服务项目付费，采用按病种付费的方式可以控制医疗费用的不合理增长。病种成本，字面上看是由病种和成本两大要素构成的。那么，病种应当如何划分与界定？成本怎样测算更合理？

2. 按病种付费的两种方式

按病种付费可分为两种方式：一是单病种付费；二是疾病诊断相关分组预付费（DRGs-PPS）。显而易见，两种付费方式有一个共通点，即均以各自的患者分类方案为基础。也就是说，两者虽都不再是按项目付费，而是按病种付费，但付费依据还是有不同的。

2001 年国家就开始在一些地区开展单病种收费的试点工作。单病种付费是根据统一的疾病诊断分类，来制定每一种疾病的定额偿付标准，然后由社保机构按照这一标准向定点医疗机构支付费用。这一方式的特点是医疗机构的收入仅与每个病例与其诊断有关，而与医疗机构治疗这一病例所花费的实际成本无关。疾病诊断相关分组预付费（DRGs-PPS），是指在疾病诊断相关分组的基础上，通过测算制定出每一个组别的付费标准，医保以此标准对医疗机构进行预先支付。也就是这样一种付费制度：医保机构与医院就病种付费标准达成协议，医院在收治参加医保的病人时，医保机构按该病种的预付费标准向医院支付费用，超出预付费标准的费用由医院承担（或者由医院与医保机构按约定比例共同承担）。

诊断相关组合（DRGs）不是依据单独某一病种，而是指根据年龄、疾病诊断、合并症与并发症、治疗方式、病症严重程度以及疗效转归等因素，将诊断相近、治疗手段相近、住院时间相近、医疗资源消耗相近的住院患者分入若干病组。1976年，美国第一代DRGs研发成功后，逐步完善，有效地控制了医疗费用的日益膨胀。而后其他各国纷纷展开了DRGs的研究，经过不同地域基于本地病患情况的更新完善。事实证明DRGs是现今提高医疗质量、控制医疗费用的有效方法。

上述两种方法中，付费标准都是预先制定的，并且均以病种为主要标定物，其中DRGs的分组可以覆盖全病种，这种统一规范的付费方式，使医疗机构主动控制成本，也以统一的付费标准在医疗机构间促进了医疗服务的提升，"同一种病例同样的消费"也能推动分级医疗，使得医疗资源得到更合理的利用。

3. 临床路径的标准化、规范化诊疗模式

如果说病种成本是对医疗服务成本的明晰，按病种付费方法能控制医疗机构的收入，那么临床路径就是偏向规范化医疗服务的质量。

患者的疾病可能并不是单一病种，在DRGs的病例分类方法上就考虑到了这一点；而医疗过程，也并不是由单一的医疗服务、单一的科室或单一的环节构成的，所以临床路径的构成就要凸显这一点。针对某一病种或操作（例如一组DRGs，或一组ICD码对应的病种、手术、操作），医疗团队制定一份共同认可的规范化的诊疗模式及程序，从患者入院到出院，其间发生的药物利用和全面的诊疗计划、方式方法都包含在其中。这就是基于循证医学在控制医疗质量，临床路径的标准化是一个有弹性的规范。

临床路径更标准化、规范化一个病种的诊疗模式，其实也在规范整个诊

疗模式中的成本；更适当的临床路径建立，能更合理和准确地测量病种成本；同时临床路径也规避了因一味降低成本而造成的医疗质量缺失；而且临床路径的完善对于 DRGs 的改进能起到使 DRGs 的制定更合理的辅助作用；反过来覆盖全病种的 DRGs 又可以促使临床路径有更广度的发展。

　　如此看来，就如同临床路径、DGPs、病种成本间是环环相扣、相辅相成，并且都可在控制医疗费用、提高医院绩效、加强医疗质量管理上起到一定的积极作用。当然现实也证明，纸上谈兵易，知易行更难。一种有效的方法在不同的地域与时间实行，也有可能会面临特有的问题，需要因此加以改善、找寻更适合的方式。降低医疗成本、合理利用医疗卫生资源、持续改善医疗品质、提高医疗管理水平，这是医疗管理工作的长期追求。完善是一个研究学习的过程，也是一个时间与经验积累的过程，无论是完善一份规范、制度、标准、体系，还是完善使用前者的方式、方法，每一次完善都是一次进步。

第五节　把医院运营焦点引向病案首页的 DRGs

1. 医院运营管理的底层逻辑是付费逻辑

医院运营的逻辑从来都不是以道德的意愿为转移的，只不过因为医疗服务的外部性特征而自带的"道德"属性特征，医疗服务容易被戴上道德的面具而已。医院运营管理的逻辑也从来不是令谁满意的目的，因此当 DRGs 在全国火热推开时，DRGs 的付费逻辑也成为当下医院运营管理的核心。DRG 付费的起点在于病案首页，那么，病案首页自然成为了医院运营聚焦的焦点。

2. 戴 DRG 眼镜，查查病案首页的几道防线

在 DRG 的逻辑里，病案首页的第一防卫线在于正确的疾病诊断，在疾病诊断正确的基础上，疾病分类编码准确是首页质量中的第二道防线。由此看来，疾病诊断书的书写与医院经营生存情况休戚相关，同时，同病同费的 DRG 支付逻辑是把双刃剑，用得好则带来良好的利润空间，用不好则伤己，带来更大的亏损。

病案中的诊断一栏的填写质量从来都是病案首页质量甚至是医疗质量的核心要素，从"无诊断治疗"到"与主诊断不符的检查、治疗、用药"等常见的质量问题，无一不体现诊断成为患者评述、病征表现、治疗等的逻辑

关键，当然，也无可避免地成为利益交织的重点。

当 DRG 到来时，诊断顺序将进行适应性调整，主诊断也将作为编码及付费的主要依据。

疾病诊断填写的逻辑：主治病写前；未治旧病靠后，重病在前，轻病在后；本科在前，他科在后。遇到复杂诊断时，病因放前，病症放后。总之就是主、重、本、因往前放。

具体在临床中，以一次医疗事件为例，主诊断的选择逻辑则是这样的：以健康危害最严重，花费医疗精力最多、住院时间最长的诊断名为患者的主要诊断；对复杂病因诊断能包括临床表现的，则选择病因诊断，如症状不是病因的常规表现，而是疾病某种严重表现，那就要选这个严重的临床表现为主要诊断，但不能选择疾病的终末情况，如呼吸衰竭不能作为主要诊断。对已治和未治的疾病，选择已治的疾病为主要诊断；后遗症的诊断：应该选择当前主要治疗疾病的原因为主要诊断，后遗症作为附加诊断，如陈旧性脑梗死所致的言语困难，应该选择言语困难作为主要诊断，不能选择陈旧性脑梗死；多处损伤的选择伤得最重的为主要诊断等。

DRGs 是按照出院诊断、合并症及并发症、所行手术操作、呼吸机使用时间及年龄等相关的医疗要素对病例进行分组，其最重要依据是疾病分类及手术、操作分类，同时，它提取的数据不是直接提取疾病或手术操作的名称，而是疾病或手术操作的 ICD 编码，因此，提高 ICD 编码准确性的前提是诊断内容应尽量包括病因、病理、部位、临床表现（疾病的急、慢、复发性、分型、分期）等具体信息。

综上所述，假设要实现 DRGs 支付利益最大化，那么，在病案首页中，DRG 的第一道防线是正确的主诊断；接下来是手术及操作的选择与诊断逻辑高度符合，患者年龄、合并症、并发症等相关要素信息完整无缺，这些构成第二道防线；ICD-10 疾病编码及 ICD-9 手术及操作编码准确等前提条件，以上都确认后，才能确保分组符合支付利益的最大原则。

3. 反问：主诊断正确逻辑是利益逻辑还是临床逻辑？

这个反问是我无法给出答案的，在不可见的未来到来时，我有一种说不出的恐惧感。当我写下这些担忧时，我是多么希望能建立一条利益伦理底线，但我也无法相信，在不是那么大是大非、利益消磨的平常岁月里，有什么能一如既往地坚守一道底线，从而真正守护生命的健康安全？

第一，假设我们的激励政策以医院运营改善为目标的话，那么，激励主诊断优化，带来因利益导向而产生的选择诊断，从而带动检查（验）、治疗、用药、甚至手术的升级，进而推动医院收益或运营的优化，这样的激励，是您想要的吗？

第二，假设当我们认识到利益激励的问题时，于是我们选择临床逻辑，那么，当我们在面临临床逻辑完善时，我们遵循循证医学的原则，从指南出发，建立路径，基于路径来完善治疗流程和质量。这时，我们遇到"上游费用行业——药耗"从直接学术费或其他费用，转而以路径研究为名义的学术活动或赞助或指导时，我们如何选择和甄别？

当以上两项成为现实时，我最深的恐惧则是在过度用药、过度检查后，还有已经在路上的过度诊断……

4. "以利困医"与"以费管医"之困

面对"以利困医"的困局，那是一种被深深拉扯的一种无名的愤怒，而正是这样的困境，把疲惫不堪的医生和处于人生低谷的患者死死地困在没有阳光、深不见底的深渊里。无数次患者伤医的苍凉背后，我们在心疼医生、讨伐凶手时，我们有忽略和无法正视的一点是，到底是有什么样的绝望能让一个个病患或其亲人豁出命而鱼死网破？

　　我从来就不相信"以费管医"能解"以利困医"的困境，反而我坚信"以费管医"只能让医疗越来越贵！

　　期待我们能通过努力，走出"以利困医"的窘境和"以费管医"的困境。

第六节　DRG 支付框架下的医疗质量逻辑梳理

由于 DRG 支付制度改革全面推开，DRG 支付框架必将对医院管理带来深刻影响。而我对于 DRG 的思考与担忧，并非是要全面否定 DRG 的管理逻辑。诚然，当我提出 DRG 可能会带来诊断过度时，无法否认的是我们已经从按项目付费的乱象医疗时代冲出重围，一路跟跄走来。今天我对过度诊断的担忧和我之前对无序医疗、过度医疗的批评一样。值得一提的是，在 DRG 支付框架下，倒逼医疗从无序走上有序，从非透明走上透明，至少，从这一点来看，就是巨大的进步！DRG 推动医院告别了"按回忆录模式补写病历的荒唐时代"，更推动医院告别了"无诊断用药治疗，病人出院了还没有诊断"的时代。医疗质量管理从"丛林时代"走向了"规则和流程时代"，当然，我们无法避免程序正义背后带来的以合规为前提的质量问题。我相信，在克服昨天的问题走向今天的变革的同时，我们在未来有能力像今天一样，克服困难前行。

1.DRG 实施，从首页的临床循证逻辑开始

梳理 DRG 支付逻辑起点，应该是从病案首页质量开始，而其中最大的管理陷阱和容易失控的就是从诊断权重激励开始。一份病案自首页开始，应该是医疗全过程的客观、忠实反映。而在管理中，需要坚守的是秉持病案首

页质量的底线逻辑线：从主述开始，到初步诊断确立，建立主诊断，再到手术、操作等诊疗全过程的开展，这是一条逻辑清晰、环环相扣、可循证追踪的完整证据链。而病案首页中的关键要素，则是构成整张证据链的每一个点。客观、及时、准确地忠实记录医疗全过程，是一份病历的基本质量要求。

2.分组的每一步，是对临床循证的再次检验

影响权重的几个主要要素来源于这样几个方面：一是主要诊断，其关键是主要诊断与主述、病史、症状、体格检查、医学检查的逻辑关系；二是有手术，其关键是手术与主诊断之间的逻辑关系；无手术操作，操作类型与主诊断之间的关系；三是次要诊断，对应合并症与并发症之间的逻辑关系，以及其他的相关要素。简单来说，DRG支付的逻辑是主诊断逻辑，以主诊断为逻辑中心，对应手术操作、对应治疗、对应费用。离开临床逻辑，则一切变得毫无价值。

3.DRG对临床科室带来的影响

虽然说过度诊断的可能性存在，但是临床则面临的更大的挑战将是存量业务的诊疗模式和业务模式。在现有基础上，各基层医院面临的巨大挑战不仅来源于简单的病案首页和临床逻辑的问题，透过病案背后的临床现状，还有医院各临床科室面临业务模式调整的挑战，以避免医院面临亏损的困局。

DRG实施会对临床科室带来影响，比如手术类科室，主要体现在老年病人的手术。老年病人的特点是基础疾病多，而在手术术前、术中及术后经常出现因为其他基础性病带来的问题，从而影响患者的术后康复及住院时长。以骨科为例，基层医院的骨科患者中，常有跌倒入院老年人，且往往都需要动手术。这些老年人大多存在不同程度的基础病，手术后出现并发症的概率较大，加上术后恢复慢，需要长时间在院监护，使得延长住院天数成为一种常见现象，以致DRG费用增大而导致医院亏损成为大概率事件。而从统计数据上看，60岁以上的患者，往往是超长住院患者中的主力军。

　　从数据上来看，全国各地基层医院不仅是手术科室面临老年病人增长的问题，更多的是内科类科室，几乎成为老慢病人的聚集地，尤其在天气变化和季节更替的时候。每年的秋后初冬，天越冷，临床的老年患者越多。老年患者多基础疾病，譬如一个胸闷上不来气的主述就可以牵出若干条可以排出先后的诊断，哪一个都可能威胁生命。在这种情况下，临床面临的挑战就是如何用权重来安排诊断的问题了。有的时候医生或者干脆就是分解住院一应了之，出现这种情况，医生也很委屈——我为什么不能控制或改善症状。

　　DRG 分组逻辑是聚类方法，把资源消耗相近、费用相近的疾病分在一组。DRG 分组基础版与本地应用间往往存在着无法体现分组差异的问题。比如说，西安学者杨宏伟等在研究脑出血疾病 DRG 分组时就发现，对脑出血患者伴有一般并发症的分组不够合理，组内差异仍较大。脑出血病例主要分为 BC19、BR11 和 BR13 三组，组内结果显示 BC19 组和 BR11 组分组结果较好，而 BR13 组分组结果 CV 接近 1，分组情况一般，而用来评价分组效果的 CV 变异系数，则是由公式：CV（变异系数）=DRG 组内住院费用标准差 ÷ DRG 组内住院费用平均值。CV ≤ 0.8，评价结果好；0.8 < CV ≤ 1，评价结果一般；CV > 1，评价结果差。分组仍然无法忽视病人的个体差异，而 DRG 分组结合当地疾病谱进行优化，根据对住院日等关键要求及临床路径进行细化，有助于 DRG 的进一步推进。

第七节 深究：被 DRG 放大的病案首页引发的恐惧症

　　DRG 的江湖里，都说"得首页则得天下"。病案首页里最重要的是诊断，最要命的是编码，诊断一空，四大皆空，编码一乱，账都白算。在 DRG 的江湖里，宫廷派、武当派、华山派、少林派、峨眉派各有功法，各统一方。然而，庙堂功法仍挡不住绿林传闻，各类秘笈飞遍江湖，传说都是一招就能锁喉制敌、独步江湖的绝世神功，一时间，追秘笈、寻捷径、得神功的呼声甚嚣尘上，一度盖过了"病案向临床回归，临床向病人回归"的基本逻辑。

1. 病人、病案不相离

　　病案首页站稳质量、不被吊打的基本常识是重视"病人是病人，病历是病历"。从首次病程开始，实习医生、见习医生、进修生，总之不管是谁写，记录首次病程的前提是经历过首诊，首诊时，问过病人，或见过病人、摸过病人，或者对病人的体格检查旁观过。

　　体格检查是什么？体格检查是一组医生运用自己的感官（眼、耳、鼻、手）或借助简单的诊断工具，如听诊器、叩诊锤等来了解病人身体情况的最基本的检查方法。遗憾的是，现在大家都习惯了开检查单、依靠仪器设备进行体格检查，并已形成临床常态，越来越多地省掉了这"基本的体格检查"：超声心动代替了心脏听诊，腹部彩超代替了摸肝脾查腹水征，胸片代替了心肺检查……

通过完善的体格检查结合病人的病史资料，就可以初步建立临床诊断，或建立诊断方向，而这应该是临床检查的开始，把这些记录下来，尤其记录下具有诊断价值的阳性体征，写在首次病程记录中，那才真的是稳扎稳打。其中，最基本的要求就是医生要见过病人，这样形成的病人主述、查体的描述才可能进一步地推进诊断和归纳疾病特点，进而形成初步的入院诊断、诊断依据及鉴别诊断。而这个主述对应的主诊断才可能靠谱。即使你想套高诊断，那么你也得从多种病症，或不适的描述，多种诊断的可能中，挑出一个可能靠得上的。如果离开病人主述，靠臆想得出诊断，那就会留下祸患。

同时，寄希望于电子病历的模板，对其过度依赖，以期减少工作量，就是闹出个张冠李戴的笑话也不是什么新鲜事儿，虽然说电子病历的模板经过一代一代的完善，再也不会犯男患者长子宫肌瘤、女患者前列腺有问题的低级错误。

推崇"病人病案不相离"的理念，意味着临床全过程的诊疗行为的对象不是 DRG，不是编码，而是活生生的人！

2. 迷之手术、操作，如何混过 ICD-9

手术操作的编码，对于编码员来说，绝对是天书级的难点；对于临床医生来说，由于编码类目的繁杂，令急躁的外科医生分分钟暴脾气。另外，是不是多列手术名称，医生就能多占点分组的优势呢？

主要手术与主诊断的统一原则不在此赘述。就一个关于手术名称的主要要素需要再三提醒大家，规范化手术编码的前提是：熟悉并掌握手术名称的书写方法，其分类结构主要以解剖为主，ICD-9-CM-3 手术操作分为不同类目、亚目和细目。如果临床医师忽视它们之间的顺应关系，不按分类标准规范填写手术操作名称，就会使手术操作分类时分错类目、亚目和细目，使编码人员错误编码，造成检索中的错漏现象。病案信息资源能否得到合理开发应用，取决于原始信息资料能否规范地编码并进入检索系统，其中重要一环就是临床医生对手术操作名称的规范书写。

随着医学的发展及医院运营的必要，介入类应用在治疗心血管疾病、恶性肿瘤等方面成为高度关注的新技术。然而，随着政策对耗材的零加成和控费，介入这类应用又因为高耗材的成本而使医院在治疗和成本之间的选择陷入了两难。殊不知，DRG 时代的介入操作的损失往往不在高价耗材上，而是在记录缺失上。如果有一天 DRG 付费真能跳出物价，按DRG 权重预付费的话，介入应用则很可能摆脱只见耗材不见收益的窘境。而这一天的到来，看病贵也会在"煮青蛙的温水"中成为事实。

作为一种非手术类操作，介入类操作往往不进手术室，由于没有专门的手术通知单和格式化的记录，于是经常出现两种情况：一是临床医师很容易在患者诊疗记录中忽略，进而影响医保费用；二是介入名称书写过于笼统，如"冠状动脉支架植入术"。其实在编码中，根据不同的支架有不同的编码，如裸支架、非药物洗脱支架和药物洗脱支架等，编码不一样，对应的权重自然就不一样。

按手术名称书写、规范介入书写才可能把漏掉和少掉的编码权重重新捡回来！

3. 尽量不要成为编码员的猪队友

DRG 江湖里，最传奇的人物莫过于编码员，一指神功定天下，好的编码员能带领医院独步江湖。

且不说编码员要对国际编码规则有深刻的掌握，还要具有相当的临床素养，内外妇儿全科全能，还要能对新旧技术了解得如探囊取物，随手可得；更要熟悉全院各方的病历记录、各种习惯并具备及辨析，且还得对质量有基本的把握（这点已经能够通过系统实现，但能实现多少，未经考证，不过可预见。但基本的查缺和提示，编码的检索和高权重的提示是应该可以实现的）。除此之外，编码员还得嘴勤、腿勤，并具备良好的沟通、表达能力和卓越的学习能力。

如果编码者不是一个人，而是几个人的话，那么基于学科的人员分组，就必须对人员的稳定性要有一定的把握。经过磨合并假以时日还是能够实现的。

综合下来，编码员承担的工作是临床的"翻译者""质控者""沟通者"。

但是，如果不能快速拥有优秀的编码员，那么，我们就只能是从接诊病人开始，在医院工作系统上点开界面建立病历，然后一级一级地做好自己分内的事情。这样，哪怕编码员不那么完美，相信也能对医院、临床科室有益，以实现 DRG 利益最大化。

不要设想如何通过绩效来管理编码员。行政职能科室的考核在公立医院的管理中本来就是个难题，而且行政职能科室拿的平均奖，几乎没有和自己的工作结果挂钩。我们通过 10 年的努力来推动行政职能科室的履职管理和工作痕迹管理，哪一项不从其他方面艰辛却事倍功半？所以说，医院除了能从绩效上实施管理，若想从其他方面切实有效地对行政职能科室进行管理，还真不是简单的事……

必须强调的是，我不是 DRG 专家，更不是编码专家，撰写 DRG 文章的目的是想帮助和我一样不懂 DRG 的医院行政管理的朋友降低对于 DRG 的恐惧，从而带着审慎的思辨精神进一步拥抱变革，推动医疗走上坦途，从无序中走上有序。DRG 将帮助大家从战略的视角建立可持续的医院规划及运营目标，建立与临床沟通的桥梁，从病种的角度来认知和理解医院、理解医疗服务，从而推动医疗定价从物品定价中脱离出来，形成真正的按病种付费、按 DRG

付费。更有价值的是，帮助我们从循证的角度去规范管理行为，以推动医疗进一步向疗效要结果，实现向效果付费的变革。在改革中，路艰且阻，期望今天的付出与代价能换回明天可以值得信任、托付的美好医疗。

第八节　穿过 DRG 的 DIP：控费方式的花式升级还是中式妥协？

1. 横空出世的 DIP 概念梳理

DIP 的英文全称是 BigDataDiagnosis-InterventionPacket。下面我们对这一概念的来源、运行机制和覆盖面进行简单的梳理。

第一，来源。广州（2018）、淮安（2003）、厦门（2016）等地市已先后采用住院费用按病种分值付费的探索，以形成具有中国特色的 DIP 分值付费——医保付费方式。

第二，运行机制。主诊断＋手术（操作）形成自然分组，数据库来源于大量的主诊断与手术（操作）数据匹配，形成 DIP 数据库。

第三，覆盖面。可涵盖所有住院病例，不存在分组不透明、不可视问题。

2. 既生瑜，何生亮？有了 DRG，为什么还要 DIP？

第一，DRG 是底层信息缺失的原由。DRG 支付在中国的艰辛历程，不管有多少成功的经验总结，有多少分组器可以形成或支撑某些公司的商业运营，但仍然无法忽略的是所遭遇的底层信息缺失带来的硬伤。而这里的底层信息缺失，源于以下几个方面：

一是基础的病历质量问题。这根本就不是信息化建设不完整带来的，而是临床医生不及时书写病历或未及时完成病历所导致的，而这涉及深度的临床治理的责任问题。

二是病历质量的书写问题。诊断与手术操作顺序、准确等问题，以及什么是规范诊断的问题，背后都涉及病历责任的归属落实问题，写病历的人与病历上署名的人是同一个人吗？

三是病历标准化的问题。编码及病历规范的技术层面问题。这部分必须是建立在前两项责任清晰的基础上，才能得以有效实现，而缺少前两项为支撑的话，病历质量的这三项问题，定然会出现层出不穷的花式漏洞。

四是诊疗标准化的问题。同一个主诊断的病人遇到不同的医生，诊疗方案不同；而即使是一个病人，诊断清楚明确的前提下，遇到不同的医生，诊疗方案仍然会大概率不同；相同的往往是在临床治疗过程中边治疗边计费，全过程不透明，完成治疗期望不可预知。以上所带来的直接后果则是同一主诊断病种的诊疗费用不可预控。而分组的难点则更是可想而知的，结果是：有分组权重的情况下，费用大概率超支，不确定因素大；无分组权重而基于现有的费用来制定分组规则的话，容易带来分组不稳定或出错概率大。

以上四项错误原因，使得 DRG 遭遇分组器能否稳定的挑战成为必然。而分组器稳定的前提条件来源于诊疗项目和价格的稳定，区域之内形成的分组规则很难在其他经济条件不同的区域或省份进行复制，以至于想要形成全国的分组方案更是难上加难。对于能否形成 DRG 全国分组方案的局面，我一直持谨慎的态度。

第二，DIP 的特点。DRG 在遭遇如此的尴尬的情况下，DIP 的横空出世成为必然。相较之下，DIP 则更具有因地制宜的特色，具体体现在以下几个方面：

一是承认现实，哪怕是不合理的医疗历史行为，只要能取到完整的诊断＋操作（手术）数据，对比既往大数据，则自成一组。

二是现实控制法，用既往数据测算病种平均费用，将各病种均费的比值关系形成分值，按分值价格倒算控费。以分值单价来确保医保资金可控，资金总额不变，分值总额多则单价低，总额少则单价高，类似人民银行调整货币汇率的逻辑。一旦出现区域内各医院集中冲分值的现象，就会带来分值贬值，出现区域内 DIP 分值通胀。较之 DRG 的权重法，如出现区域内各医院集中冲点现象时，容易带来整体权重崩盘，DRG 失效。

三是对数据的要求低，对医疗专业的依赖度低，实施便捷程度提高，可覆盖全部住院患者。一旦病种分值固定形成后，基于分值挑选病人变得更直接，同时缺少对于病种难度的评价及引导。DRG 分组机制也有存在推诿病人的情况，但因为存在分组机制，选择推诿病人将有一定难度。

3. 未学走，不学跑：扎实追踪好每一份病历，才是应变之道

无论是 DRG 还是 DIP，或是未来的价值医疗付费，都是医保控费的一种手段。站在医保资金的角度，当然要求医保资金可控。不确定因素是高度技术壁垒的医疗行为，而实施管控的逻辑则是管理方驱使信息优势方尽可能做到信息披露公开。因此，医保作为管控方，对医疗行为的披露和费用为工具，以平衡质量的角度来进行控制，这是持续的管理常态。

站在医院视角上，简单来说，就是每个出院患者都有一份能反映医疗客观事实、痕迹的病历，并且与病历有关的署名者承担相应的法律责任。医院方在落实管理时，要不断地围绕这两项主旨落实责任。

要先有病历，而且是完整病历，落实病历追踪责任，这应该是医院管理的底线逻辑。这里的病历质量指的是原生态的病历质量，而非调校、修订、优化后的质量。仅这一点，在中国各级医院管理者的案头，都是文件和道理的正确对现实情况的不断妥协，实践中，争议极大。

如何确保一个患者出院能有一份完整的出院病历，并基于此建立和相关

的权重、积分评价机制，是对服务人次法的坚持。当我说出这句话时，是不是打广告的嫌疑呢？即使有，我也会不断坚持着我们的坚持。

4. 呼吁关注病历质量——病历、病历，还是病历！

如果说 DIP 是中国版 DRG 妥协的结果，那么我更愿意说，DIP 是中国政策制定者在尊重事实的道路上迈出的难能可贵的一步，是基于中国实践的伟大探索。医疗问题毫无疑问是个世界难题，来自美国的 DRG 经验缔造了世界上最贵的医疗服务。但同时也提供了客观、显性化的医疗服务评价工具，为医疗管理的进步提供了可贵的参考经验。但对于我国这个超大国家，各地医疗服务及医疗管理能力还处于相对传统的不均衡状态，长期以来医疗服务能力的评价指标聚焦于经济数据、业务量数据、规模数据，以及医院在自负盈亏的生存线上想尽一切办法搞创收、扩规模，而忽视了对病历质量价值的关注。短时间要从创收经济逻辑上转变过来，落实患者利益与医院利益均衡的平衡收益原则，这个弯还需要一些时间，而这个时间则是用来补基础认知及基础能力的空白。在这个转变的过程中，如何输出一份合格、符合客观事实的完整病历，则是起步点。在这个点上，希望服务人次法的逻辑能带给大家借鉴意义，我称为"垫脚石"，亦善莫大焉！

病历，病历，还是病历，病历即是医院管理的起点；同时，忠实记录医疗全过程，完整输出每一份出院病历是医生法定义务；再者，拥有一份反映临床客观事实的病历是患者的基本权利。当以这个为基础的形式逻辑基本正确完成后，新一轮的利益博弈也并不会缺席，只有分层次分析问题才能使解决问题更简单。

第九节　反问：2021 年全面实行 DRGs 付费，还有多少路要走？

DRGs 终于从半温半火式的经年沉潭中喷薄而出，在强力医保管控背景下迎来了新的火爆。DRGs 迎来了一轮爆发之势，一边是医保支付全面推进DRGs 改革的高歌猛进，一边是 DRGs 推进与医院业务实际之间、信息之间存在的沟壑。但无论如何，医保支付和医院的新一轮利益博弈拉开已序幕。透过由政策推动带来的火热 DRGs 市场，我们尝试来推演一下这场博弈将带来哪些挑战。

1. 全面推进 DRGs 支付的理想未来

平衡医保、医院、患者三方之间的利益，实现医保资金基本可控。实际情况是大医院治大病获得更高的支付权，小医院治小病获得低的支付权但患者基数大。患者实现大病花大钱，小病花小钱，从而得到其基本利益保障。桥归桥、路归路，溪水入河、河入大海，岁月静好的模样。

2. 不是那么美好的现实

按 DRGs 付费的起因即是医保资金兜底，为了有效保障资金安全而纳入的新的支付工具。DRG 称为按疾病诊断相关分组，即根据病人年龄、性别、住院天数、主要诊断、病症、手术处置、疾病程度及合并症、并发症等因素，将临床特征与医疗资源消耗相近的病人分入同一组，以组为单位打包确定，收费、医保支付的标准。

以这个基本原理为出发点，不讨论病人的分组的技术问题，目前市场上通行的分组器已经有很多种，每种都有数据支撑和分组逻辑，这个问题不是医院层面上要讨论的问题。那么，从医院视角出发将面临的难点是什么？

第一，医院业务层面的核心问题，即医疗行为与医疗文书的统一性问题。而这个问题不仅是有没有实现医疗管理信息化的问题，其核心在于：病历能否客观、忠实反映医疗全过程。对于医院来说，新的病历质量管理不再是用过去的病历分级管理的方法来进行病历质量评价了，而是必须要建立"每一出院病人都能对应到一份完整无缺的病历"。这只是 DRGs 万里长征的第一步。

第二，病种和定价付费之间深层次的"文化属性"问题。

在推行 DRGs 之前，我们国家一直在采用单病种付费。从单病种付费的执行和临床反馈来看，长期存在不同利益"公说公有理，婆说婆有理"的问题，但通常是临床医疗费用逼近病种定价或超过病种定价。由于单病种付费只是涉及一部分病种，同期还并行着项目付费及总额预付等，对总收入的影响并不大，所以关注度一直不高。

单病种付费的热潮随着 DRG 的火热再度兴起，原因是在有些地方，医保发现 DRGs 执行起来复杂程度高，于是就先推进单病种付费，等把单病种付费推扎实了再往下推进 DRGs。

医保中心推行病种定价表，并与医院按定价的 70% 结算，30% 结余归医院。这对于医院的挑战是如何基于病种定价来进行倒推，以建立院内的病种路径，最理想的方法是地方在推出病种定价表的同时，公布相关病种路径。基于路径，将诊断的规范性、支持诊断的关键要素项目、诊断后的治疗、用药、手术术式、耗材的选择等都进行有效地规范，如此，方可有效地解决"行政管理与临床专业"因信息不对等带来的扯皮问题。恰恰最难的不是如何建立临床路径这类规则性的问题，而是管理者对于规则的态度和敬畏心的深层次的"文化属性"问题，通常，人们往往是个人意志的决定性因素和其权力地位相关。个人主观经验高于规则和无视规则的现象是通病。因此，建立规则、守住规则、完善规则、敬畏规则，这是看着见摸不见但能感觉得到的最难点。

第三，按"病种付费"逻辑落地，路径制度落实后的医院变局。假设按病种付费的逻辑在执行层面上打通后，医院的内部管理就可以不断地进行路径优化，真正意义上完善诊疗的质量与效率之间的平衡，从而推进临床质量的深层次改善。以常见的手术病人为例，术前的诊断将发生效率上的改变，先住院,再安排检查之类的术前待床问题就可以解决,而支撑诊断的检查项目、手术涉及的耗材、手术时间的安排等都可建立可视的关键点，并逐步优化。

以常见的内科病人为例，虽说多种诊断是目前内科类病人经常遇到的现象，因为基层医院内科病人中老年慢性病病人比例较大，多病并发是常态，那么，抓住主要诊断，控制急性期，待病情稳定以后按照诊断的出院标准出院。随后进行随访和居家病床管理跟进服务。以此为基础，对30日重复入院的指标进行监控,则可以有效管控内科病人在院内流转和重复入院的问题。

接下来医院的改变将是：

一、手术类的住院病人流转速度随之提升，从而释放出更多的病床。内科建立基于主诊断为要素的诊疗流程和标准同样可以追踪并有效地缩短病人的在床时间，释放出相应的内科病床。

二、病床的空置率问题将成为新院区和院长的心理及财务上的多重压力。其实，空置的病床虽然从短时间来说带来固定资产方面的资源浪费问题，但这并非核心问题，空置的病床带来的问题将是有效降低人力成本和临床管理费用，从而腾出资源，对资源进行的重新优化配置。基于管理应对的策略是：我们在重新评估临床价值时将可建立单床成本的管理，从而实现单床成本效率的优化。

三、诊断的标准化水平提升后，基于诊断能力的支撑要件就会浮出水面。如何提高收治病人的含金量，其中值得下功夫的将是病种的选择。这类病种通常表现为：难度相对高，相伴风险适中或自费病种（后面专门介绍自费），支撑诊断的平台学科的建设就变得重要起来。如果医院想参与肿瘤病种的收治的话，病理学的发展就突显其重要价值，病理学科的基础、前沿发展的投资价值变得重要起来。基于区域内的高发肿瘤类病种，推进相应的病理亚专业组，以支撑学科的向前发展。

四、自费病种、自费病人、自费项目的开展，将成为医院新兴的运营项目，很少再有人想着开展什么项目进入医保了，或者用医保项目来套自费项目了。除了管控手段的加强以外，钱在自己兜还是在"医保婆婆"兜里的道理一目了然。当然，自费过度将成为医疗监管的重要问题。

五、套高诊断（或高标化病历）的问题。这个问题不是新问题，在医院一边要追求创收，另一边还要检查病历质量的时代就经常出现根据检查情况编造诊断结果的现象，所以，套高诊断这问题是由来已久并且将持续存在的问题。这一问题多发于内科，不能判定医院一定会不包庇这一错误。因此增加了检查和管理的难度，使监管也变得更为复杂。

六、假设一切都按照设计的逻辑往前运行，医院也按规则出牌，按病种支付的逻辑正常继续高效推进，医院就可得 30% 左右的病种医保支付节余，但同时医院将迎来的是超过 10% 的账面亏损，这还不包括整体收入下降后带来的成本率上升的问题。目前，各医院常见的人力成本是 40%，管理费用率为 20%；各医院的财务报表上的亏损并不能真正反映医院财政的捉襟见肘，一般情况下医院通过账期调整，调控现金流能提高资金的使用效率，减少资金压力。但不能解决的是真正的财务亏损。于是，有目标地进行医院资源重构、重组变得紧迫起来。不管是主动还是被动，公立医院的床位资源被挤出来是躲不掉的。而如何用好公立医院的资源，进行多产业重组，或进行非医疗服务的深层次开发，甚至如何提高患者黏性，提高获客能力等，这些都将变成现实。

综上所述，医院如何正视医保压力，先行主动变革，并且把按病种付费的管控压力转为运营引导，这样会使医院运营更从容得多，并在未来改革上能赢得战略调整时间，实现运营模式改革的破冰。

3. 赵斌提出的"死亡螺旋"

在引入DRGs新支付方式的初期，由于医疗机构不熟悉规则，他们采取的应对策略就是大规模抢夺病人，抢占市场，导致结算分值的单价下降，从而引发强烈抵制改革的情况。在经过适应期后，大部分医院了解了规则，就开始调整策略。高等级医院被动或主动选择危重病人，次级医院开始收治更多的年轻病人，大家都可获益，显示出了分级诊疗的效果。但是，如果这段时间不加强管理，不能有效地控制各个医疗机构采取的轻病住院冲点等行为，将会导致分值单价逐步下滑，致使病种（组）实际支付价格的下降。最后，随着各个病种实际支付价格的不断下降，所有医院不得不进入冲点状态，大量收治轻病人，通过各种方式进行诊断升级，并采取规避监督等方式，以致各病组实际支付价格进一步下降，最终引发DRGs支付方式的崩溃和解体。这个问题尤其需要关注，制度虽好，如无法有效管理，反而是一剂毒药。

4. 重提"服务人次法"的设计逻辑

2009年初创、2010年至2012年打磨并试行的"服务人次法"的绩效逻辑是，跳出收入减支出的视角来看医院的绩效分配，把视角放在病人身上。首先是将每一个病人出院作为一个绩效的核算点，依据是病历数据，要求科室每一个病人出院即做到就要输出一份完整的病历。无病历不能进行核算；其次，将病种的难易度作为临床医疗价值的体现，并不以医生的职称作为条件，因此，就提出了病种的诊断的标准化，如果要进行病种的评价，必须有一个标准的诊断；再次，把手术分级，是否危重、是否抢救、病人年龄等作为影响医生护士工作强度的因素。手术分级的规范性、抢救等要素必须记录完整，同时还能实现关联证实和证伪，以实现记录的准确性，从而形成每一个出院患者"1+权重+因子"的底层评价框架，用以评价患者的医疗价值。

今天看来当初试行并坚持难能可贵，令人欣慰。"服务人次法"一路走来虽不易，时至今日，我仍记得初创时反复强调的"我们要鼓励医生忠实记录医疗全过程""输出一份完整病历是医生的法定义务"等原则。并且，从初创初期，我们的目标就是为有一天"全面推进DRGs付费"做好铺垫。我非常感谢当年和我站在一起的初创团队的伙伴们，也仍然坚定地相信，在强制推动医院进入DRGs付费的政策时，我们能帮医院快速领先一步，赢得在战略转型中的时间。

5.再谈未来医院管理之挑战

流程、规则仍然是未来医院管理之重要挑战。落到临床治理，最基础的流程和规则就是"病种路径"，如果有100个病种，则应该有100个路径，落到行政部门，则是管理流程、管理路径、考核规则。改革过程中，既要强调有执行力的人的示范作用，又要做到把"流程、规则"形成后的去"人"化或叫去"私心"化，建立一套机制，并不断优化流程、规则。

DRG的到来将全面终结以收入、规模定英雄的时代，而是逐步地使医院发展规模逐渐回归理性。同时医院向内的管理难度挑战将越来越大，人力费用、管理费用及其他成本费用的高企将让医院背上沉重的包袱。标准化病种管理，以精确病种运营的视角来运营专科，精简床位规模，提高床均产值；从规范流程到精简流程；战略性提高医疗技术能力，人人资源闲置到向外整合资源；财务报表可调账的空间越来越小等这些深度变革会一点一点实现。

未来已来，我们将一如既往地当好医院的参谋，与大家一起前行！

第十节　耗材零加成 + 按病种付费 +DRGs= 看病不贵？

2019 年，深化医改强势推进，行政命令式强势推动耗材零加成、按病种付费和DRGs付费等政策。然而，此番改革，真能有效解决"看病贵"的问题吗？

1. 再剥耗材零加成，能否困住医疗费用过快增长？

继药品零加成推进后，耗材零加成终于来了，在"看病贵"中最受诟病的两大因素看来是要被全面取缔了，由此，希望有效地降低医疗费用过快增长。

如何弥补医改出现的耗材零加成亏损？医事服务费改革之后，以医疗服务的稀缺、技术附加、不可或缺这三大要素驱动，以"医事服务费"为代表的其他各种费用的出现，将成为大概率事件，从而可能形成更大的信息不对称壁垒。离开商品对标进行服务定价往往以技术或专业资源占有率等要素来进行"各种费用"的定价，而这种定价的最大问题就主观程度高或信息壁垒高，这类难以评价且无法避免各类费用高企将在政策落地后进一步推高医疗费用，且管理难度也随之加大。

以"医事服务费"的落地为例，在实际执行中，患者感受到的是门诊号费直接提高了，但未必能得到相应的医事服务。第一次就诊挂号和以后的复诊开药，均将发生医事服务费，但这些服务如何呈现呢？尤其是复诊开药时，往往连医生都见不着，医生服务费却在交费项目里，患者连置疑的机会都没有。最终的结果是患者自我心理平衡为反正医保付了大头，我们付的是小头。

假设可能出现的其他费用，以医疗服务的稀缺性、技术附加、不可或缺性，或"有效提高医生的待遇"等为理由，就手术、抢救等医疗服务名义设立"手术技术费""手术室使用费""急诊应急响应费"等，这些费用的合理性如何考量？在博弈中谁能占据定价的主导地位呢？医疗服务具有高度垄断和信息不对等的特性，以控制费用过快增长来解决"看病贵"的问题思路是对的，但该如何规避"以控费名义"实施改革时掉进信息不对称的坑里？如何避免新的政策或管理措施推高了医疗费用的客观情况呢？

在讨论医疗服务的管理过程中，需要掌握的原则是不断强化学术共识，推进流程的公开和透明，用专业评价专业，用专业制衡专业，从而再把流程中的项目进行具象标化，能落实到商品的落实到商品，不能落实到商品的落实到操作人的资质、具体时间等方面以此形成管理机制。在管理过程中，我们要专注的是过程与程序的合规性，从过程与程序的非正常性查找原因，而非只关注单一结果。在医疗服务管理过程中，如果只关注结果管理，而忽略共识及过程的话，从结果好坏入手是很难进行过程监控，容易形成：你要什么结果，我给你什么结果，过程是什么那就是我说了算。最终导致结果越来越糟糕，而管理者却束手无策。

2. 按病种付费，是有效控费还是快速提费？

以控费为名义而推出的按病种付费在实施过程中演化出来的效果与初衷大相径庭，以 K35.902 急性化脓性阑尾炎为例（行阑尾切除术，传统术式），按病种付费价为 7915 元，而在基层县级医院，阑尾炎的费用往往不到按病种付费的 50%，为 3100 元左右。

于是，医院面临两种选择：一是如何让自己医院凑齐项目或增购设备以便产出项目，从而使得本院阑尾炎费用向病种付费靠齐；二是继续保持低费用，但须与医保经办机构讨论如何按比例结算结余费用。

不管是何种选择，病种和病种的费用定价之间离开路径来谈都显得苍白无力。始于标准诊断，基于达成共识的临床指南形成路径，基于路径规范诊疗项目及流程，从而输出费用。路径的实施过程是临床一线不断地与行政管理达成共识的过程，而一刀切的行政命令式的管理往往在牺牲医疗合规的同时，实现的只是片面的费用标准化而已，还导致医院如何凑齐项目，向更高的费用靠齐的后果。

以解决"看病难，看病贵"为始拉开的新医改，回过头来看，我们离"看病不难，看病不贵"的未来还有多远？我们向美国学习的先进医疗体系，此时正被越来越高的医疗费用困得寸步难行。医疗服务作为一个高度封闭的服务体系，如果不能建立一套机制有效保障"医疗自诊断到诊疗流程不断透明、不断优化"的话，只从结果或费用角度来进行行政管控的，其结果是必然会出现谈判时行政权力向学术（专业）权力妥协。以专业价值的理由推高费用，这个结果还是以管理的名义，或降低医疗费用的名义出台的。同时，行政管理者还必须想好措辞，为不断被推高的医疗费用找到合理理由或掩饰最终费用越来越高的客观事实。

因为，事实上就是看病越来越贵，老百姓的自付比例看上去在降低，但付出的钱可是比医疗费全自付时还要高，也高出了 GDP 的涨幅。更有意思的是，医保还付了大头。那么，自付比例的降低又怎么能够成为衡量看病"不贵"的一个指标呢？

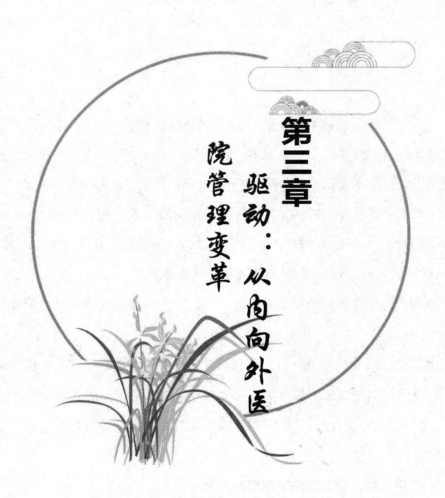

第三章

驱动：从内向外医院管理变革

第一节　专注深井，相望江湖

医改已然有繁花迷眼的现象。可谓体制内是"深井"，体制外是"江湖"。而我虽非来自"深井"却一直混迹"江湖"，是一个管理咨询的角色。如何能避免"盲人指瞎道"，也不率性胡来把东家往沟里带？如何帮助从"深井"来的东家面对这繁花乱眼的"江湖"？是富贵险中求，利益为王？亦或重金塑新颜，豪气引众侠，以政绩声名为第一要务？还是苦心孤诣，专注"深井"内务，练就一身好功力？面对如此现象，颇费思量。

以我看，公立医院改革面对迷眼"江湖"，重要的在修复是"深井"上下功夫。

何谓公立医院的"深井"？权利与管理交织的内部管理体系重构建谓之深井，自院长而下的副院长分工，再到行政职能管理体系的条块分割，权责林立。用一句话来调侃："权利在打滚，利益在横行，潜规则在蛮横，制度在流放"。

1. 雨中衣衫：公立医院微观管理原则

虽然可见的晴天就要到来，但眼下正身处雨中，你是做玩泥戏水童心大发的孩童，还是做眼里不容沙粒的道士？你是选择继续裸奔，还是准备穿上件衣衫？无须权衡，我们应该来件衣衫试试。不过要让这件衣衫穿好至少得有这么几个条件：

第一，管好手和脚，遵守基本规矩，不许乱动！这就要求手和脚要有基本的规矩，各司其职，腿不套在袖管里，脑袋不往裤管里钻，衣服裤子该扣的扣子要扣上，不能一不舒服就要扯掉。

第二，裁剪基本得合体。量体裁衣，买成衣都得量个尺码。长是长，宽是宽，裤长是裤长，袖长是袖长，各有各的规律。能不多吃多占就不要不多吃多占，否则，腰等于裤长最多人家说你是个胖子，如果腰长两倍于裤长，走路都困难。脖子再粗也不能颈围大于腰围，如果这样，就不是胖子的问题了，而成了马戏团里的了。

第三，得有个基本的美观。衣服穿出来应该有个型，为此得要有腰身。要有腰身，这减掉臃肿的赘肉就不是一个小事了。比如，一个科室有一正一副两位主任就是臃肿，一个科室除了正科就是副科，再没别人，这算哪门子事？

2. 专注深井：建立健全行政后勤管理体系

要做到以上三点，基本上在公立医院的微观管理里就要有思想准备，啃好行政后勤管理体系这块儿硬骨头：

第一，将职能和权力变为事件和事件标准。对于行政职能科室，谈职能是空对空，职能就是权力的代名词，要做好的就是把职能变成事件，基于事件产出定义标准。通过医改，就能看出哪些科室有职能无实事，哪些科室无职能无实事。找出有职能有实事的科室，并且建立把事情做对的标准，引导这样的科室把事情做对，这才是管理。

第二，找出重要的和不重要的科室。在第一轮洗牌后，就可以找出这些科室：一是人少事也少的科室，建议将它们打包处理，合并同类项；二是人少事多的科室，建议理顺事情，分清类、理流程，该自己干的留下，该别人干的拿走，都是该自己干的加入；三是人多事少的科室，建议理顺事情，梳理人，能合并则合并，不能合并则减人！

第三，落实科室分管的事情。专业要分类，权利要平行，沟通要公开，信息要透明。基本上只要不涉及私事，事情就不会太难。

第四，以利益链动管理效用。管理与被管理不仅是权利的体现，管理效用的价值在于管理者有权力以工作质量优劣为基础对被管理者的利益进行干预，或者说，当被管理者工作质量出现问题而利益没有受到影响时，可以认为管理者无作为。不能让管理者与被管理人结成利益共同体，要从制度上规避"老好人"现象。

第五，以层级为顺序，把事情放桌面上来。只有把事情都放桌面上来，透明些、公开些，把某些人知道的东西变成大家知道、大家看到，互相制约，决策力和执行力都会随之提升。而这个透明，是基于权利归类后，在利益链动上建立的透明。问责精神一直是中式管理的一个短板，更不要说在熟人组成的公立医院了，关系一直如一张看不见的网罩着每一个人，能说的不做，能做的不能说，说与做之间永远都在打太极。

一直以来行政职能管理，就是中式管理的深井，这个井里，论资排辈，派系林立，利益纵隔，权责混乱。中国公立医院改革无法做到酣畅淋漓地全部推倒重来？当扒干净各层笋衣之后，笋心内部的这点梳理就是所有管理的症结和内核。这个问题不解决，焖来焖去的往往只是一锅焖不熟的夹生饭。

第二节　从激励向内控转型，重建公立医院新生机

2021 年 1 月，卫健委相继印发《关于加强公立医院运营管理指导意见》《关于印发公立医院内部控制管理办法的通知》《关于印发公立医院全面预算管理制度实施办法的通知》，可以说，公立医院内控严管时代来临了。

2021 年 1 月 6 日，卫健委印发了《关于印发公立医院内部控制管理办法的通知》，同期印发的还有《关于印发公立医院全面预算管理制度实施办法的通知》和 2020 年 12 月底印发的《关于加强公立医院运营管理的指导意见》。我认真反复阅读了三份文件后，发现三份文件的内容重复率竟然高至 60%。如此高度的重叠表达的其实只有一句话：医院别喊没钱，向内部挤压，以全面预算管理为抓手，建全管理流程，进行全流程的监控模式。

1. 医院为什么说没钱？

第一，医院的钱的来源——从老百姓住院说起。

公开数据显示，2020 年 1 月到 10 月，全国三级公立医院人均住院费用为 14811.1 元，与 2019 年同期比较，按当年价格上涨 8.6%，按可比价格上涨 5.4%；二级公立医院人均住院费用为 6738.5 元，按当年价格同比上涨 7.1%，按可比价格同比上涨 3.9%。

第二，医保到底有多少钱？

2019 年全国基本医疗保险参保人数为 13.5 亿人，参保率稳定在总人口数的 95% 以上。2019 年，全国基本医保（含生育保险）总收入 24.421 亿元，比上年增长 10.2%；总支出 20.854 亿元，比上年增长 12.2%；2019 年度，全国基本医保（含生育保险）当年结余 3.567 亿元。全国基本医保基金（含生育保险）累计结存 27.697 亿元，其中基本医保统筹基金（含生育保险）累计结存 19270 亿元，职工基本医疗保险（以下简称职工医保）个人账户累计结存 8426 亿元。

无数双眼睛都在盯着医保的这 27.697 亿元，除了公立医院以外，还有各路医疗机构、互联网医院、药店和开在药店里连商品名都懒得换的百货商店，以及网络电商平台。

2019 年度，医疗机构总收入 45.111 亿元，医保支付医疗机构 11.971 亿元，其中，退休人员医疗费用是在职员工费用的 1.43 倍；同年医保向药店支出 2029 亿元。

得医保者得天下，估计是现在各类医疗从业机构的心声。

第三，医保是如何扣的？

精致（准）医保支付制度改革从 DRGs 走到 DIP，但不管怎么推动这如此精致的支付方式，对于医保来说，不管过程，而是实行总额控制这样最简单的方法，正是因为简单好用，才成为医保费用控制的重要手段。

精致的 DRGs 和更精致些的 DIP，这得多考验我们医保管理人员的专业、技术能力。中国从病历及时书写、归档一刀切到 DRGs，即使是中国式的 DIP，但这背后深层次的问题仍然是医卫行业人员从上到下对待病历的价值只在乎其形式价值而非实际价值。病案首页是医疗质量的重要起始点，目前已变成是病案及病案首页是医保支付的唯一标准。那么，完成的病案在完成时效性都无法保证的情况下，如何实现一页病案优质化？我想病案首页要升值，增值法将会以生拉硬拽的方式给扯上来。

2. 医院内控控什么？

第一，谁是内控的主要承担者？

现实中在公立医院中真正起到主导作用的不是医生群体，而是行政群体。这个现实告诉我们，这些年来的医改政策，主要针对的是临床科室，对于行政职能部门的触动和变革少之又少，增加的诸如职能部门人员外出培训的诉求，能够到处看看的机会，还有就是在一轮一轮的巡视检查中被迫应付，而真正落实到内部管理，以提升效能的还真是少之又少。

职能科室的管理历来是医院管理的难点，除了职能无法量化，责任落实无法到位，组织关系相对混乱以外，一言难尽的熟人体系是羁绊。总之，行政职能科室、后勤类科室越来越成为医院内权高责轻风险低的好地方，因此也无法阻挡各种内部和外部关系人员进入的步伐。于是，多事者多责难，少事者更轻松；推责和担责的博弈在每家医院各具特色，不一而足。这就是目前公立医院行政职能科室的管理现状。

第二，内控如何赋能职能科室提升效能？

医院的行政职能科室就真如此不堪吗？如何助力行政职能科室重新挑起医院组织运营管理的重担呢？内控如何赋能职能科室提升效能？

我们就要敢于面对规范管理的流程，以预算管理为抓手，以年度预算和滚动预算相结合，做好收支管理、政府采购管理、资产管理、建设项目管理、合同管理、医疗业务管理、科研项目和临床试验项目管理、教学管理、互联网诊疗管理、医联体管理、信息系统管理；在内部管理上，提高资金使用效率、资产使用效率，更重要的是，既及时规避风险，还能提高组织性能。

着力摸排重点项目、关键人员、睡眠资产、跑冒滴漏和商业贿赂等抬高的交易成本等，从而实现公立医院在"剩余索取权"上能挤出些可支配的空间。

第三，内控的另一个价值：挑起内控担子，让职能科室成为受临床尊重的组织。

在中国，医生和患者都是弱者，医生是医院的弱者，患者是社会的弱者，而弱者用来反击的方式往往不是惨烈就是不堪重负的。越来越强势的医保管理意志驱动着以医保费用为轴心的医疗行为正在产生，医保的压力被以二传手并添加压力的方式传导至医生。而医生一方面要扛着各级传导下来的运营压力、控费压力及越来越繁文缛节的管理压力；另一方面还要面对提高医疗服务水平要求的患者，他们也因为医保政策的惠及提高了生活水平，也相应提高了对医疗的期望。而对来自各方面情绪的冲击，处在一线的临床医生群体成为医保的最底端，连申诉的渠道都没有，他们的日子很不好过。

作为患者，这些年来受惠于国家的医改医保政策，各种媒体上都报道了党和国家通过医保为患者带来了多少便利和好处；医疗费用方面，看上去医保报销比例越来越高，患者自付比例越来越低，但患者自付的绝对值上没有显著的改变。事实上，患者对医保监控对医院越来越严苛的措施基本无感。患者认为反正有国家买单，我该享受的医疗服务医院就得给我提供。而事实上，医保对于医生的要求则是基本费用解决基本医疗。于是，这次信息不对称情况下，患者的心理是什么呢？医改改来改去，该我付的钱一分不少，这么美好的政策下，到底谁在坑我呢？不是医生，还是谁？

于是，医患之间的冲突和矛盾升级成为常见事情。生产关系不发生改变，冲突将持续存在，发生一次，难受一次，再发生，再难受……

救死扶伤的一线医生成了高危职业，而承担着医疗服务管理、统筹责任的医院管理者，除了采购些防爆安检设备，装些警报铃和派驻些保安警察之外，不应该有所反思吗？

管理者，推动管理能力的提升，把管理控制的重心从临床的运营压力中移一些回来，重构行政职能管理体系，提高管理效率，并逐步建立有章法的管理流程及合规边界，从而降低及控制成本。提高资金的使用效率，减少从费用发生上做文章的可能性，建立可追踪、可落实、可公开，高效协作的行政后勤服务体系。服务好一线临床的同时，守好医院资产这个重要的后方，实现从临床一线以外的渠道的获新的生机，运营好医院的资产，从而确保医院本级收支节余之下的可支配空间宽松，用来反哺一线临床护士，尽早走出激励创收的绩效困局。

而这些，看上去和临床治理没有直接的关系，但却是提高医院管理水平的必由之路。也使得行政职能部门成为受临床医生护士尊重的组织。临床一线的医护们知道，面对艰难你们没有岸上观火，而是躬身入局，湿脚下田，和大家同舟共济。

第三节 公立医院与非公医院的组织管理差异

都是医院，但不同出资类型的医院在组织设置、组织运行和组织管理方面存在着巨大差异。其中，公立医院模式的一致性较高，而非公医院则类型多一些。我从我熟知的公立医院视角进入，简单分析、梳理，以期和大家一起讨论。

拙作潦草付梓，引来诸多好友的围观。我在朋友圈发文的本意是希望分享给公立医院从事人力资源管理且能用得上的朋友，不意诸多非公医院、外资医院的好友也纷纷留言，令我心生惶恐，忐忑不安。基于公立医院与非公医院的组织管理差异方面，我想简单聊几句。

1. 从公立医院的视角说说差异对比中的劣势

公立医院与非公医院虽然都是医院，但是在管理逻辑上完全属于不同的领域。从严格意义上来说，公立医院属于事业单位，虽然在20世纪80年代开始，逐步推进目标管理、自负盈亏、药品加成以及新医改等一系列改革，但因其组织性质带来的管理逻辑的注定与非公医院不一样。

在组织设置上，公立医院强调的是事业单位编制及党管干部，尤其是自十九大以来，强化党委领导体现，党管干部的特色更加凸显，除了院级干部的任命以外，对科室的设置也有相对严格的要求，包括干部数量及相关的编制层级等。这给公立医院人力资源改革带来了巨大的挑战。

比如说，在组织梳理公立医院的过程中出现的现象有：

第一，很难直接对应到相应的岗位，也就是说，公立医院很难一上来就建立岗位说明体系，或对应岗位说明书的。在科室与岗位中间隔着级别的鸿沟，传统的人事管理中，科层的结构是科长与干事或科员若干；现代人力资源管理中要求，科层的设置是科长及对应具体岗位。

那么，如果要把传统的人事组织设置条件转成现代人力资源管理条件下的岗位的话，首先要做的是对应科室名称，梳理清楚科室的职能及现有科室干部承担的工作内容，对比及梳理其中的对应关系，剔除不属于本科室的核心职能，或将比对出来交叉严重的职能进行分类，然后再就关键的核心职能建立 SOP，尽可能地将关键核心职能的工作流程标准化，把烂熟于人心的工作内容显化成为一个个的流程及标准，再通过执行情况对照流程及标准去考核和检查它，以便进一步修订这个 SOP。承担核心职能，并能有效地实现流程发起或执行某类核心职能闭环作业的，才能完整地输出一个岗位。

整个梳理的过程是反人性的，是会让管理者不舒服的，大家通常的反应就是，为什么我下意识就能干好的事情还要弄个什么流程，为什么我可以打个招呼就能说清楚的事情，还要建立什么流转表单。这种情况称为管理的负效应，过度与适度往往在组织变革过程中，通过不断的达成共识，不断的修正，才能完成这个"负效应"过程的蜕变。知易行难，要做到不容易！

第二，存在一人一个科室或科层设置混乱的现象。在公立医院行政职能体系中，往往会遇到一人一个科室的现象，以及一个科室除了科长就是副科长，或一些科室长期工作没有具体任务等，而这样的科室设置显然不符合组织管理的高效原则。在进行人力资源梳理中，这些科室往往会面临整改、合并或重组，虽然道理显而易见但不易推行，其原因并非是医院领导不曾看见，更深层次的原因在于人事制度和组织设置的屏障，及各种权力与利益的制衡等复杂因素，让医院领导在拍板中往往视而不见。因为，不整改的稳定益处会远远地高于整改的不稳定风险。

不管在哪一层级的组织，在面临这些问题时，往往都不是讨论程序、流程、效率等层面的问题，有没有同级同行先例被常常提起，所以，实现科学管理并非易事。

相较于公立医院，非公立医院的组织设置就简单高效得多，非公立医院的管理逻辑，建立在以战略为导向，兼顾成本、效益平衡，从优化的角度实现轻量组织设置。决策半径和流程也较短，高效的优点更易实现。

2. 从公立医院的视角说说差异对比中的优势

体制僵化、效率低下、冗员多、行政官僚作风突出、成本居高不下等都可以作为公立医院组织设置管理中的诟病，被我常常说成可以作为咨询公司提出某医院人事管理问题的通用型模板，看上去都对，但实则似是而非，缺少逻辑对照，成为哗众取宠、过度渲染的"罪证"。

但在组织管理中，我们又往往会发现公立医院体制的巨大制衡和约束力。受体制压迫的公立医院比非公立医院更具有稳定性，体制既给组织带来运营及发展压力，又因其进入的相对高壁垒性，让员工对体制内的组织具有更高的依赖性，因此在应对重大公共事件时，具有更强的号召力、凝聚力和更低的成本。也正是如此，公立医院承担着更多的公共责任。

在非公立医院与公立医院竞争时，我们往往更容易看到的是公立医院在资源上的垄断，而忽略了公立医院在承担公共责任的同时并没有及时获得合理回报，甚至付出难以统计，而能统计的只是在业务上能体现出的费用，比如"无名氏等的救治"所发生的医疗费就经常出现在公立医院的财务报表的应收中。

公立医院在人力资源管理中组织的稳定性、学科建置的系统性一直是非公医院艳羡的地方。一方面非公立医院抱怨着不能与公立医院同享国民待遇另一方面我们也看到一些非公立医院在组织设置和建置方面效仿公立医院。

3. 非公立医院中的组织灵活优势

相较于公立医院，非公立医院的组织设置就更轻巧和灵活得多，根据战略及业务需要等进行组织规划，以相关运营管理动线为组织设置主线，搭建整个医院组织架构。而整个组织在设计的过程中，可以不完全拘泥于科层级的设置，往往可以运用条块结合和矩阵动线的方式来进行组织设计。

如此，非公立医院在组织顶层设计时，可以从战略和业务诉求出发，规划出数条主线，根据主线，设置分管副院长；接着基于各主线中的交叉关系，设置交叉汇报及汇报公开层级，建立医院报告系统。实现物理上的信息系统和管理上的组织系统相结合，并不断通过管理过程中的组织优化，带动物理上的信息系统优化。

曾经有一医院院长问我，哪家信息化公司的某类医院信息化产品好用？我告诉他："信息化和你的管理需求及管理流程直接相关，不是哪个产品好用，是你的需求是不是清楚，沟通逻辑及汇报的线性关系是不是清晰，也就是说，实质上，先进的信息化先是要落后于管理实践的，或者把你看上去先进的管理信息系统用到你医院时，你首先要面对的是认知和管理制约所带来的不适感，系统上线后的'管理负效应'如何消化的问题。不要把信息化想得太超前。"非公立医院其实可以把这种情况降低一些，可以先有组织流程，建立管理程序，形成相关需求，再有信息系统等。

另外，非公医院在组织设置中，可以根据战略需求，在科层级进行细分化定义，比如说，现在的非公医院在科室设置中，除了科主任以外，往往还有运营经理、客户经理、产品经理、成本经理等这样的岗位。设置名称是什么不重要，重要的是所建立管理主线与战略层级是否相符合，是否能有效形成管理闭环，以响应战略层面的管理需求。

我这些年的管理积累其实更多是在公立医院，对非公医院相对陌生一些。非公立医院组织的复杂性其实往往高于公立医院。随着医改的逐步推进，非公医院进入医疗市场竞争已成定局。法无定式，优胜劣汰，市场竞争的大浪终会在组织管理的运行中形成相适应性的形态。

第四节 从基层医院科主任的教练能力修炼说起

为什么说与人有关的教练能力排在第一呢？因为"人才紧缺，甚至是人手紧缺是每一个医院正在发生和将要持续发生的现象"。现在基层医院的临床科室中人员现状是"70后带80后，80后还有个90后"，科主任往往是带着一群熊孩子在干活儿。在实际管理过程中，现有人员的流失和培养不足的情况又是科室管理中的重要短板。因为科主任的胸怀问题往往制约着科室的人才的培养。

1. 基层医院科主任教练能力之人员的稳定

一个医院的人才环境是人才能否留得住的重要因素，什么是人才环境呢？宏观上包括很多人力资源范畴的工作，但更具体的是人员所在科室的主任的胸怀与其表现出来的个人素养。如果这个科室主任的职业化素养不高，且个人情绪化现象突出，那么他所带出的科室小环境就将特别微妙，人员流失必然会发生。比如说，目前各医院院在选拔中干时往往会采用公开竞聘的方式，而在选拔临床科室主任时，公开竞聘的结果一般是在两个能力相当的人中，而没有胜出的那一位在科室里是技术骨干，这个时候这个人员的流失风险就凸显出来。曾经有一个科主任私下和我说的话让我记忆犹新，"挤兑、针对他，吵架？太低级了吧，也太给他面子了吧？周老师，我告诉你吧，最好的方法是我就晾着他，不理不看不问，当他不存在！你能拿我怎样？"虽然是闲谈时的调侃，但那一刻给我最大的触动就是，管理中遭遇潜规则的情况下我应该怎么办？

深究管理的艺术，得要有什么样的悟性才能悟出容人、育贤的胸怀呀？而中国人在学习用人时往往想到驭人之术，男士会从帝王术、女士就会从甄嬛、芈月、武则天处找到捷径，这是中国管理者常犯的毛病：一方面以只说不做的道德仁义来教化人，另一方面却拿这个术法等作为潜规则来行事待物。

如何在理念和管理中找到一条简单的办法来形成管理抓手，达成管理共识呢？人员稳定是重点，将离职人数作为考核指标之一纳入进来，以此来要求科主任认真对待人员稳定这一重要考核的指标，这样才能有效地避免以胸怀论容人的问题了。

2. 基层医院科主任教练能力之人才培养

越到基层医院临床科室越会出现抱怨人手不足，医疗负担重等情况，科室内现有低年资医生工作能力佳，但质量差等，如手术、危重症患者的诊疗任务往往压在科室主任身上。科主任每年在提交人员需求时都希望是"熟手，来了就能干活儿"的。医院人事部门面对这类需求时，怎么办？如果哪个医院的人事部门能找到盛产"熟手"的法门，请一定联系我！

如果是医院院长，当您面临这类管理诉求时，怎么办？如果临床科室向您投诉人事处不作为，连招聘的问题都解决不了，您又该怎么办？在解决这些必然会陷入管理陷阱的难题时，您是否能意识到以下风险：一是科室技术资源被高度垄断，其他低年资人员根本不可能染指；二是科室低年资医生面临随时流失的风险，只要具备条件（薪金、更好的临床机会、拿到医师资格证），他们将随时可能离开；三是掌握高度垄断资源的科室具备与医院的谈判条件，他们也可能随时被人挖走，而主任一走，科室将面临全面瘫痪的风险。面对这类窘境，科室管理难度就会加大，医院就被科室牵着鼻子走。

所以，在人才培养方面，临床科室主任必须建立能体现人才培养重要性的量化管理指标。为此，需要做好以下两个方面的工作：一是新技术掌握人次，可以用两个维度来定义这个指标。其一是老技术、术种、病种低年资医生的学习例数；其二为在其他医院开展成熟或在学专科领域内为新技术，院内没有开展过的技术，组织科内人员所运用的例数和相关跟踪记录。二是科主任引入临床病例进行的差错病例讨论、点评记录。要求科主任对于临床诊断鉴别、用药选择、检查选择等临床诊疗全过程，就常见的差错进行科内组织学习，重点是训练低年资医生。如科内的差错病例讨论机制要做到每周记录两次等。

一个好的临床医生的养成，一定是在经验的传承，训练规范严格的结果，他在成长的道路上需要师傅传、教、带的。我很喜欢临床上的师生情谊，一声老师，一生情谊，这是临床教学的缩影。医生这个职业是离不开终身学习的，每一个医疗技术的创新都是建立在鲜血和以生命为代价的基础上的，只有师者在前，学生在后，踽踽前行，医疗才可能谈得上对生命的敬畏。如我们都熟悉的林巧稚先生，先生这一生道尽了多少心血，而这个心血又岂止是对病人的付出呢？所以，我会把人才培养这样的指标放在对科主任管理的要求和考核中，用这样一个指标帮助科室不在制度制定上犯管理错误，避免科主任成为只能挣钱的机器。

第五节　从长庚免职事件看医院管理者的梗：行政与业务平衡，怎么破？

中国台湾长庚医院的急诊部主任被免职，一石激起千层浪。

1. 医院管理者到底是不是该由专业人士担任？

专业人士是否应该担任医院管理者，这一直是一个众说纷纭的问题。管理者的身份角色要求其重要的工作重心要向行政倾斜，上下沟通，协调、整合资源、人财物等一应繁杂事务，参加院内院外各种会议，如此种种，业务上怎么可能谈上专注力？

目前，国内很多院长、主任都是由临床专业人士担任，管理是其行政职务，然而，业务是不是应该兼任，还是能否兼任，这中间的平衡如何构建？很多临床一线出身的院长、行政主任多半难舍业务情，尤其是院长，往往兼任着某某科主任、专家等。然而当承担科室的业务任务时，与行政工作之间的冲突很自然地将使科内的任务落在科室副职其他人身上。如果再遇到临床业务产出了科研成果，把领导的名字挂上是自然的。于是，成果的质量如果不做好验证的话，学术造假就成了必然。如果只是上个台，做个手术，或干脆只出个门诊，那么管理者多半还会在临床留这一亩三分地，主要是临床的技术终归是一个专业人士的情之所系，当专家要比行政单纯得多。

那么，行政管理工作的复杂程度，是否可能令管理者放下行政专注临床或放下临床专注行政呢？对这两种可能性的论证后，我们不难发现，从优秀的科主任成长为院长，是目前我们各大型医疗机构的一个理想晋升方式，一般在大医院非业务出身人很难成长为院长。因此在这样的成长路径中，涌现出一大批业务主任兼任行政管理岗：科长、副院长、院长等。这类管理者，在是否兼任业务科主任的问题上的讨论由来已久。其实，除去所有复杂因素以外，其中行政管理产生权力，而权力必然产生与权力相关的利益。利益分配权力是当然的行政管理工作重点。必须讨论好利益归属并有效的评估利益，进行尊重人性规则的利益制度设计，才可能把包裹在利益外面的这层情感、职业道德、价值等所谓的外衣给扒掉。相反，在利益平衡建立后，这些外衣才有价值。抛掉利益合理评估，只谈情怀、道德、使命感等，那只是用道德与情感来实施绑架的不负责任的行为。

简言之，行政管理与业务管理的利益评估中，当一个院长、行政主任的利益与在临床科室当主任的利益关联是什么？临床主任的利益包括什么？担任行政职务后，是否为兼任临床主任带来利益放大、叠加的可能？这些都要在利益计算中想清楚。然后，在一个组织的班子之内，从院长到副院长，再到行政主任兼临床主任，讨论行政主任管理层级中利益平衡性，构架管理层级中的利益妥协办法，以此再制定相应管理制度。利益平衡从来都是在同一张饭桌上的人之间达成的利益共识，没有对错，只有平衡。重要的不仅仅只是达成的利益共识，而是将谈好的利益共识放到桌面上执行，各自管好自己的人，不能桌面下动手动脚，此谓之执行，也谓之管理公平。

纯行政或经管背景的人担任医院院长、行政主任就没有上述问题了吗？为什么不多培养行政管理干部来执掌医院、管理医院呢？这的确是一个不错的想法。然而，医院管理的复杂性在于隔科如隔山，如果连基本的临床训练都没经历过，要想驾驭一群专业人士，这里面的个中滋味估计会令他们心中五味杂陈。这些年的医疗反腐打掉了一群专业背景的院长，涌现出了一批各类人员成为医院院长，这些医院院长当一把手后真的能有效地运用和享有权力吗？比如说，某大型设备采购的决策提交到你这儿的时候，你可能连这东西是什么都不知道。

2. 好院长是一地百姓之福，坏院长是一地百姓之祸

一天深夜，我在美国，手机上的短信把我惊醒："周老师，请别见怪，我想问，直线加速器是什么？真的那么厉害吗？"这位现任某三甲医院的院长朋友前身是交通局副局长，近三年的时间，我帮着他一点点地扫雷。这样背景的院长，您认为他敢下临床吗？全院大会上，除了说些"正确的废话"外，他还能干什么？如何能从医院发展的决策上找到痛点，在院内管理控制的时候，找准控制点？在各科室提交上来的设备、人才需求请示，他如何能找到同意或不同意的关键要素？更多的时候只能是为了自己不被业内人笑话，只能闭眼签字。所以这些年，我对他的待遇是手机 24 小时待机。我对他说："既然你胆大，那我就陪你一起扫雷，一点儿一点儿地扫！"如此院长，谈何容易？

医院管理，真是个烦人的活儿！无非是建立"发展、质量、效率"的平衡，外让患者满意，内控医疗质量、医生满意。这样的平衡球，一不小心就可能掉下一个，砸一身玻璃碴太正常不过了。社会上的人都会说医生要有道德，但过度医疗的问题却是医院逐利行为所致。何谓医院逐利？何人又不逐利？项目付费的医保支付模式背景下，当然是多开项目获得更大利益，这样的制度就算是医院的责任，但医院的发展，没有利益，没有资金，谈何发展？发展于医院来说是什么？是为改善就医环境的新住院大楼，是更先进的医疗设备；于医生来说是什么呢？是孩子的学费，是房租，是交通费，是一日三餐等，这些靠什么？靠的是钱！在经济高速发展的背景下，相当一部分人都有了豪宅、豪车，甚至上学的孩子也在比着自己的老爸的职位高低，家里住房的面积，接送上下学的车反正不能是个日产。那么，这样的诉求，医生也有，医生的孩子更有！这就是现实。

医保支付制度的改革陡然而来，按病种付费，按人头付费，DRGs 说来也来了，可行政权力真的能一声令下齐头并进吗？按病种付费背后的逻辑是什么？是要有一份基本完整的标准病历，且医疗行为要符合基本的路径，这些条件看上去简单，但实际上呢？何谓一份基本完整的病历？而这不是病历质量管理这么简单的概念！收治病人要有诊断，手术操作要有分级，医嘱用药要有临床指征，这些难吗？连完整的病历输出都做不到，还谈什么按病种支付 DRGs？一刀切！不入路径不给钱？那么，选择诊断的伦理问题能否在粗放的支付逻辑下一刀切呢？而这些问题，岂是随随便便就能应付得了的？

能当医院院长的人，如果是行外的，那就真是无知无畏的胆大之人！能当好医院院长的人，一定不是一般人。其管理能力，一定不是仅管理好一个企业那么简单，一个好院长，完全可以胜任一个集团董事长或管理好一个城市；其战略能力，资源协调能力，利益平衡能力，甚至无米之炊的忽悠能力真不是吹的。当然，也有诸多院长，打下交道来，我真为他们提心吊胆，捏着把汗，各种啼笑皆非的事情层出不穷……一个好的医院院长，是一地百姓之福；一个坏的医院院长，真就是一地百姓之祸了。这里面的差距，就是这么的赤裸和残忍。

什么样的医院管理者是合格的呢？业务与行政之间的平衡如何构建？职业化医院管理者的标准如何建立？何谓职业化等这些问题仍然横亘在眼前。怎么破？如果建立职业化制度不去撕掉各种华丽的外衣直指"利益制度"的内核，破题就无从谈起。而利益制度倾斜的度和平衡建立要如何避免引起新的不公平或权力垄断，将引发更突出问题。基于利益制度谈任职和职业化的问题，能更好地规避由于在任职期间对利益的追逐而引发的其他法律和道德层面的问题。

3. 破局之道：医院管理必须职业化

医院管理的职业化进程要求越来越高，在新医改背景下，往往难处理的是现有公立医疗机构的管理者在政策变革下如何良好转型。

随着政策鼓励放开医疗市场，医生多点执业，鼓励社会资本进入，甚至许可职人员创业等，原来相对平静的封闭利益环境会变得复杂和微妙。当然凡社会资本所追捧，或多点执业、医生集团、再创业医疗技术人员、行政管理人员，或科长、主任、院长等，其在市场环境中被追捧的重要原因无非是其拥有的技术资源或行政资源。如何处理好这些关系是一个医院组织制度是否公平的重要体现，也考验着管理过程中的具体产出，如质量、效率、工作作风、成本控制等这些具体层面的有效性和公平性。

第六节 从纪检监察视角谈如何避免医疗腐败的窝案

与其从腐败的警示教育中去获得改革的动力，不如在日常管理流程中建立防火墙和底线意识。

自 2020 年 7 月 24 日《国家卫生健康委办公厅关于印发〈2020 年医疗行业作风建设专项行动方案〉的通知》（以下简称《行动方案》）下达以来，媒体及朋友圈开始陆续出现各省、各级医疗机构的院长、科长、临床主任下马的新闻，而"窝案"又是医疗腐败案例中的突出特色。

我们从《行动方案》解析入手，看看能不能帮助大家建立起对风险的基本认知，从而避免对"权力"的盲目自信及崇拜，掌握一些避险及职业安全的基本逻辑：

1.《行动方案》的基本依据和检查路径

其一，法律依据。依据《中华人民共和国监察法》《中华人民共和国执业医师法》，前者强调管理行业必须履责或者谁主管谁负责。

其二，检查路径及范围。以信访、举报、部门协作等途径，全面深入排查线索，重点检查从业人员利用职务便利，在介绍入院、检查、治疗、手术等环节的医疗活动中，索取或收受患者及家属以及各种名义赠送的红包、礼金，或其他不正当利益的违规违法行为。除此之外，涉及重大资金使用的相关采购、基建、信息化建设，以及人事进、提、用等环节仍然是持续的监察热点。

2. 纪检监察的工作方法

自 2017 年以来，深化国家监察体制改革是，纪检监察工作被明确赋予了实施谈话、讯问、询问、查询、冻结、调查、查封、扣押、搜查、勘查、鉴定、留置 12 项措施的权力，并且基于这 12 项措施配套了严格的流程和管理规范。

在《行动方案》下发后开展了医疗机构巡视工作。即便没有信访、举报等线索来源，在被指定巡查的单位，从建立巡查小组办公室开始，调取医院会议纪要、文件、合同、财务报表、往来流水、凭证等，即可开展线索、痕迹、循证、证明等全证据链的检查工作。

监察工作的开展往往始于如何查找线索，并建立检查方向和对象，形成完整的具有结构性的证据链，并根据证据链的主要方向，对链上的相关人物、时间、事件进行排查，进而实证。

3. 必须强化建设公立医院的内控流程

相当一部分的公立医院的内控流程经不起推敲。从院长到行政职能科室，再到临床科室主任和医生，对于位置和权力的沉迷导致眼高于顶，从而忽略了"权力防线"建设。每次在公开课上，我都会有抽出一节时间专门来解析政策，谈规范管理与监督监察相结合的重要性，以及如何通过日常管理，建立工作痕迹，以工作痕迹形成管理证据链，最终实现医院的日常管理在合法的前提下安全、高效运营。而这些，并非只是概念或理论，而是通过从职能到事件，再到简报、会议纪要、票据凭证等都要建立以人为中心、以时间线串起来的事件起始和结束的闭环流程。这个过程，也是我们医院管理中，行政管理如何实现规范化、公开化、进而对行政职能科室能建立可视化的管理和考核的基本功。通过对行政职能科室事件简报流程的不断推动和完善，并公开呈现，以形成互相的制衡力量。能做到这一点，那什么巡查都可以做到平常应对。

4. 频频落马的高危科室的简单举证推演（以下纯属虚构推演）

第一，传统打法：药、耗、械方面的有罪推定。

基于有罪推定原则，以"临床用量"为逻辑起点在医院供应商中建立多向追踪机制：一是追向临床，用量最多科室及主任，简单判定是否是主适应证应用（其实根本不用），按用量排名最高往下，选出主要科室主要人员，定向追踪该人员与药械等用量增长相关的可在院内管理中实证到的票据或日常学习、差旅、学术、请假等相关的票据、行程等，与供应商建立相关性分析。二是延伸自非临床，进而建立关联人、分管人员近年活动轨迹并进行相关性分析。三是主要领导责任有罪推定，关联性举证及证伪、证实。

技术服务费、外出考察费、赞助费、研究会学术交流费等各种名堂浮出水面则是必然。医商合作交流，行业学会协会，医疗机构与医药、械、耗相关企业的行为方式等都是建立在"临床用量"的前提下的关系。

第二，大数据电子病例精准举证。

电子病历所记录的临床痕迹，不只是作为支付依据，更是医生在临床医疗过程中所有合法和违法的点滴记录。一份病历上的非指征用药是医疗质量问题，一个时期内的所有的病历中统计出来的非指征用药，就不只是医疗质量问题了。一个医院所有手术病人，按高计费耗材使用进行排名，可追踪到并排出医生个人、供应商及药剂科或耗材科等管理部门的所有问题，进而建立可供调查的长期供应商的主要负责人，或法人社会关系网，更可以呈现出一系列问题。

第三，文件形式检查都能掀翻的重大项目和重大资金使用问题。

会议记录本、会议纪要、会议文件、相关论证文件、相关论证流程、采购招标流程、进场后的管理等文件证实或证伪；项目期内、期中、期后相关负责人的生活、工作痕迹的重要变化。流程与形式正确与否往往在第一个环节中即可通过书面文件检查方式就可确定。而基于文件检查的结果，再决定下一步的工作开展。

对文件的形式检查，很容易发现问题，并且建立起相关人、相关事件等所有问题的树状关系。比如说，有些会议记录本中赫然出现过"这个项目既然是 XXX 领导交待的关系，我们还是要走一下组织流程。"

与其从腐败的警示教育中去获得改革的动力，不如在日常管理流程中建立防火墙和底线意识。同事发来的"五天之内，四川一家医院总务科科长、药剂科主任、院长塌方式腐败……"并告诉我，G 院长出事了，我想起了在成都公开课现场，几个院长和主任围在我身边问："周老师，行政科室每周都写周报、简报，这个工作量大不大？把行政科室的周报向全院公开，合不合适？"

在管理中，拥有行政权力，并不表示拥有绝对权力，同时，最有力量的权力不是上下级管理。沉迷于上下级权力的人则表示你还处在封建家奴社会，最有力量的权力制衡机制是公开，公开的本身就是简单、高效和持久的管理力量。

第七节　耗材加成取消后，医院运营活路在何方？

1. 取消耗材加成后的医疗运营管理的难点

继药品取消加成后，眼见着耗材比持续攀高，各类打着技术创新旗号开展的"高耗材"术式、操作层出不穷，如缝合线、新型止血棉等，而手术费千把块，耗材费几万、几十万常常出现。

耗材的高涨背后的逐利性，让设计的管理指标都流于形式，或成为猫鼠游戏。就单独拿耗材比这一指标来说，各种调比的把戏层出不穷。不盯科室而盯住每一位住院病人发生的耗材比，尤其是重点科室的手术病人耗材比，规范耗材"供、采、购、领、用"全流程透明，一直是近两年医院管理的难点和死角。每看到某地某一科几十个医生全部被警方带走的新闻时，我就有一种说不出的恨。"情商显著低于智商，钱商显著控制情商，法商基本为零"。

当耗材加成走到了全面取消的今天，耗材挤水分成为政策必然。而作为医疗产业中流通环节最末端的医疗机构，尤其是公立医院，在断掉耗材这条财路后，接下来该怎么办？

更挠头问题还不只是医院单方面的问题，此次大规模的高值耗材的挤水分活动，尤其是医保中进行相关高值耗材的限制使用或全面停用，这将对已经培养起来的患者医疗消费的习惯来一次颠覆，新的患者矛盾和冲突将会显现，新术式到旧术式，微创类手术到开放类手术，可吸收缝合线到传统缝合线等等……而不仅仅是患者的个人支付部分增加的问题，大量的再解释问题又将引发新的矛盾。

再反观当下的公立医院，运营寒冬真的到来了，倒逼医院正视管理重要性的时代真正到来，倒逼医院正视向内管理要流程，建标准，降成本，提质量的时代真正到来。正视医院管理，这个时代的医院管理不再有"跑马圈的时代"的光辉，也不再是SCI的论文质量，更不是摄像机前的侃侃而谈，在超IP传播的时代，谁能更快地跑赢内控体制，用产品化的思维来重构难以量化的医疗服务，借力互联网，借力超传播，才能长袖起舞，飞得更高，走得更好。

耗材加成取消后医疗运营的难点是什么？最大的难点是如何实现技术从个人掌握变成可视化和标准化。究其原因，即有患者及其病症的复杂性，又有技术掌握者的经验难以量化，或者知识技术保护潜意识。

2. 破解难点的路径——服务产品化

服务产品化设计是一个工业概念，简单说，把服务提供的显性部分，隐性部分，物品要素部分，环境要素部分，进行有机结合，显性的加以规范，隐性的进行显性化标识，物品要素部分补充完整成本、标准、采供用及其他相关知识体系，对环境进行定义。整个过程是有机整合的流程，我们称之为服务产品化过程。

那么，作为医疗机构，如何来识别和建立自己的服务产品化流程和系统呢？更具体一些说，医院实现服务产品化的路径在哪里？医院的产品落脚到的点又是什么呢？

偌大的医院，到底什么是产品，医疗服务面对变幻莫测的患者，患者患有变幻莫测的疾病，到底什么是产品？是技术还是专家？设备检查？还是药品？或是耗材？当医院的流通加成这样的粗暴盈利模式被终结之后，医院的产品是什么？能够进行服务的产品是什么？

病种，病种，一定是病种，从小处着眼，以病种为单位，进行服务产品化，精细化和标准化流程，这样才能构建医院的产品服务化的基础。

从服务产品设计的角度来看，当把视角建立在某一个病种，就可以基于六步法则串起一个个的服务产品，在这个基础上，才可能实现显性服务，如对服务主体、固有特征、服务的主要内容进行显性化规范，而基于此，隐性的部分也可以有效地实现显性化，进而配给资源，进行有效的规范化和标准化。标准化程度越高，产品化的特征将越明显，从而循征建立成本核算、质量管理标准，其他环境、物料、人员标准也变得有序可循了。这样将实现全域资源的有机整合，形成一个完整的医疗服务产品概念。

3. 医院病种服务产品化的管理逻辑是什么？

医院服务产品化的管理逻辑是什么？是以什么为核心的管理体系呢？会不会有什么新概念、新理论呢？当然没有，在医疗服务的核心环节中，离开医疗质量，什么都无从谈起。这个环节是所有医院管理者一点就透，甚至认为有点小儿科，只是一直没有顾及的环节，或者说，院长不愿意管，或认为只是科室管理的事。

临床路径的价值本就在于医疗服务产品化过程，实现费用和质量的可控，基于此，实现机构的盈利能力可控。接下来有必要探讨一下，以健康管理串起病种为基础的服务产品可持续服务功能。

医院管理在政策、形势等逐级倒逼之后，已经由原来的一笔糊涂账变得逐渐清晰了，并将越来越清晰，每个服务产品的利润都将呈现在管理水平、成本管控能力、资源整合能力上。不差钱的时代已经过去，"一白遮百丑"

的收入时代已经过去，能够亮出来的本事才是真家伙。这时候，拼服务能力，争夺患者将逐渐成为一种常态。在这个背景之后，构建医院庞大综合服务体系中的客户服务体系是什么？一个小小的美容店都会有个会员管理系统，还有定期给客户问寒嘘暖的短信、电话等，而医院在这方面一直都有欠缺。原来一直是不愁病人、不愁利润，没有做服务的动力，而现在，或未来，客户将变得越来越少，而要求越来越多，怎么办？

以健康管理服务为理念，构建起医院全域和患者全健康周期的服务链，建好科内随访和院内健康管理服务的无缝链接平台。也就是说，健康管理的重点通过跟踪服务，持续跟进客户的复诊信息、健康数据采集、用药信息等，建立客户动态健康档案，形成患者对医院服务的依赖性，更实现患者的长时间医疗信息、健康信息连续性描述的真实反应，同时也切实有效地保障了患者的健康利益。

4. 未来公立医院的钱袋掌握在谁手上？

一波又一波的医改新政层层推进，活在医疗卫生行业生物链顶端的各级公立医院未来的钱袋子将会抓在谁手里，谁把着这些医院的钱口？或者你今天还会说医保……医保很重要，但有比医保还重要的必将是家庭医生。2020 年，推广到全人群签约的家庭医生将直接成为人民健康的守门人，这句话对于我们听着温馨吧？但作为医院管理者的您，能听到什么呢？家庭医生全覆盖后，患者的转诊权将直接下放到家庭医生的手里，那么您还会觉得温馨吗？

"基层医疗卫生机构内部绩效工资分配可采取设立全科医生津贴等方式，向承担签约服务等临床一线任务的人员倾斜，基层医疗卫生机构收支结余部分可按规定提取奖励基金。二级以上医院要在绩效工资分配上向参与签约服务的医师倾斜，有条件的地方可以通过相应评价考核的家庭医生团队和参与签约服务的二级以上医师予以资金支持引导。""在编制，人员聘用，职称晋升，培训，评奖推优等方面重点向全科医生支持"，这样的政策支持还算可以，按照政策指引的方向，可以很好地完善内部管理流程和管理机制，完善服务流程，实现社会效益和经济效益的实现。

医疗管理谈盈利的敏感性来源于离生命太近，离道德太近，但不谈并不表示不发生，可以无视，无视的后果是我们每一个人都会有切肤之痛。正视医院运营，从医疗服务产品化的视角，建立医院运营系统，是我们一直在路上不停跋涉的动力！

第八节 伤医事件再回首：拷问王浩之死的价值

现如今，医暴事件仍层出不穷，心痛而神伤……还记得那个春天吗？那个应该被称为王浩的春天……当王浩在天堂遇到同行时，不知是否能微笑相迎？不知天堂的王浩看到这仍然猖狂的医闹杀医伤医事件的发生，日渐平静的灵魂是否又重新战栗不安？何以让逝者安息，让生者平安？何以让"不为良相便为良医"的抱负熠熠生辉？何以让我们的医生在救死扶伤时不被患者推向死神？再次翻出"拷问王浩之死的价值"旧文，警醒被频频发生的伤害事件而麻木的神经，告诉自己，告诉朋友：雄关漫道真如铁，而今迈步从头越，坚持！

1. 王浩死了，整个社会何以如此漠然！

如果说社会的漠然可以忍受，可作为医院的主管部门，承载着医院管理、制度建设的有关部门的漠然更让我感到悲哀和愤怒。然而，王浩却被公认为是因"医患为敌"体制而死。

或者有关部门会说我们怎么漠然？我们主要领导都出席了王浩的追悼会，我们给予了我们能做到的"特殊"礼遇，慰问王浩还健在的父母。难道这些就是有关部门的不漠视？

昨天是清明节，我一直静静地在能掀起各种大浪的"网络"边等候，我不知道在等候什么！至少在这个离王浩之死最近的清明，我以为会有一种哀潮在这个"网络"上弥漫，大家会在这个虚拟的世界共同为王浩致哀，我们的"制度部门"在这个清明会有所作为，为了"为它之死的王浩"有所作为。可是，我什么都没有等到，除了丁香苑网站论坛里的一个小贴，除了零散个人的小哀思，其他什么都没有了！一片空白，比医院的白墙更让人觉得恐怖……

《新闻1+1》的白岩松在节目中说道：王浩是为这个制度在死！制度在哪？白岩松的话，只不过在全国电视平台上发出了一个可被忽视的声音，投入了中国的广袤大地，没有人接招。

这个黄黄绿绿，缤纷烂漫的春天里，王浩本该在校园漫步，在医院值班，在春天里尽情享受这美好时光，畅想人在香港求学的未来。可王浩却死了，死在那个春天里。活着的王浩只是医疗事业中的一个小分子，是"沧海一粟"。可就是这样一"沧海一粟"却为突如其来的"制度"而死，区区王浩之小命，焉能承受如此宏大制度之重。

何故医患为敌？始于以药养医，在经济高速发展的今天，医院在追逐经济效益下按项目提成的医院运营机制。院长、科室主任开始学习工商管理，其目的不是为了改善管理、提升效率，而是为了有更好的"经济头脑和营销能力"，做个好的生意人、经营者。

如果说，医院这个生意之道无视患者利益而逐利是一医改进程的必经路径的话，那么，我们是时候应该进行反思了！当医院收入不再增长，我们怎么办？创收逐利不停止，医生利益与患者利益不平衡，医患怎能不为敌？谁能保证我们不成为下一个杀死王浩的凶手！

2. 谁该为王浩之死负责？

王浩死了，死得无声无息，但谁该为王浩之死负责？

如果相关部门能有所作为，就应该思考一下如何重新构建白衣天使的社会形象；如果相关部门敢有所作为，以后每年的那一天，称为"王浩日"，全医疗行业为其默哀。尤其是哈医大，旗下附属医院在每年的这天，王浩遇害的那个时间段，停诊 1 小时。我们医务工作者也需要一个空间向社会表达医生的价值！

我曾说过，我向来是不善以最坏的恶意来揣测他人的。但这次事件却很有几点出乎我的意外：一是有关部门竟会这样的无所作为；二是整个社会竟至如此冷漠；三是我们的医生、患者竟成如此之天敌。

我目睹中国医院的发展，是始于葆德医管，虽然不能称之为全部，但看彻底，尤其是开始研究国内公立医院奖金制度以来，曾经无数次为"提成制"感叹进而努力尝试改变。对于我们的白衣天使在无数次大灾难中挺身而出、奋不顾身的事实，则更愤慨不齿于医闹的产业化和逐利的肆无忌惮，延时数年终成愈演愈烈之势。倘要以此寻求这次事件对于将来的意义，意义何在？

制度制定下的苟活者怠行于制度的研讨，医院同僚的苟活者仍执着于对逐利的渴望。真的猛士，将如何前行？有作为的"相关部门"，何以登高振臂，以"王浩之死"为标志，重新评价我们的医院？

我在抱怨，我也愤怒，这是一个真实的我！同时我也要警醒，愤怒不是为了让我挟持道德而谩骂，愤怒是为了让我保持更清醒的头脑和更鲜活的激情而努力坚持！花 10 年时间切实帮助 100 家基层医院带来管理改变，我为这个目标会继续加油，继续奔跑……

第九节 孕妇跳楼自杀，为什么又是主治医生被停职？

　　榆林孕妇跳楼事件在互联网上愈演愈烈，事件各方互执一词，醮血也罢，争闹也罢，摆情感考道德说法律也罢，但为什么在这件事情的责任，又让主治医生"被停职"了？医生在医疗行为中承担着相应责任，而行政管理在其中承担着什么责任和义务呢？只是一旦有事而不管对错，当即行使"处罚的权力"，在对于事件过程有何履职尽责的流程没有做呢？

　　医院本来就是个考验人性的鲜活市场，最悲剧的终点无非是人命被拿来标价，事件的平息方式而往往又是人命方的获利达到期望值后的闭嘴，各方闹客看客离场。看客收获的无非是热闹，蹭个热点，消费和被消费一把，这时，人命已经和其本人无关。虽然说闹客各方说法律的、谈道德的、哭苦情的，其目的除了谈价就是触发新的利益，无他。

　　而尘器散去后，最值得深究和完善的是什么？微观管理！"院内、科室、医生、护士、患者"如何能整体实现"行政管理流程、专业管理流程、患者服务流程"这三者合一，并且能完整地传导到患者的就医体验上，改善患者着病号服，在病房、在病床得到的是"人的待遇"，而非人为刀俎我为鱼肉的非人感受。

1. 标识"情绪病人"，重视"情绪病人"

　　闹事的元凶往往是"情绪病人"，他们是在科室里出现的情绪异常、失控的病人，包括情绪病人家属。生理疾病和心理疾病往往伴生，危急重症的患者其家属都容易因情绪上失控而带来突发事件，甚至不可挽回。

与其在不可挽回的事情发生后争执，按事故发生的时间轴来倒推形成证据，不如在不可挽回之前建立时间轴管理机制。

2. 设管理起始点，建立标识启动机制

第一，每天早上交班时，从设置"情绪病人标识"开始，当天值班医生和护士陈述科内符合"情绪病人"特征的病人；建立重点标识开始进入以时间为单元的管理机制。设计时间管理点和责任人到位的管理点，及管理效果标准，以病人及家属情绪平复为节点。

第二，按时间节点，建立分级责任管理支持机制。分级责任管理支持机制的级别设置，最高到院领导班子，最具体到分管副院长，医务护理等业务管理层及其他行政管理层级要充分发挥支持效用。

第三，重新反思追责的逻辑。临床事故责任真的必须是主治医生一肩挑吗？科室内的专业管理和支持在哪里，临床团队的互助互补的协作能力体现在哪？专业及质量上有明确差错，科内管理是可以在科内把责任指向主治医生的；然而，出了类似孕妇跳楼等这么大的问题，就对一个主治医生问责？必须将"一人出错，全科担责"的价值观念体现为临床医疗的团队行为，是整体行为。临床医生之间的互补互助的团队精神应该体现在"利益共享、荣辱共担"的管理制度中才能得以有效落实。行政管理的处罚机制过度集中于某一个岗位的差错处理方法，反而会撕裂临床队伍的协作精神，从而加剧医生之间互相推诿。传导到患者身上，就难免是冷漠的非人待遇了。

第四，院级层面的大型公共事件，如果涉及院内管理问责，那么必须建立自分管副院长到业务管理处室，再到临床科室的整链条问责。如果要向社会道歉，出来道歉和承担责任的只能是包括院长及副院长的整体管理团队。

3. 医院管理者在事件当中应该反思

事件的漏斗式的全部压力倒置在一个临床医生身上，然后再来个院内警示教育，把当事医生作为反面典型。试问，这是医院管理的作为吗？这是解决问题的最终办法吗？相反这是最大的管理失职行为。临床治理和管理的最终体现不在于处罚和问责力度有多大，而在于临床的支持和容错机制中，以及我们的行政管理应该如何作为！

我认为，这是医院管理者对这个事应该有的反思！

拒绝当醮血的木偶，坚持做反思能力的个体！否则，群体口水只能拉低智商，不断反思思辨才能从道理中找出事件逻辑链，并完善逻辑链。

医疗管理话题之所以沉重，是因为我们处于事件的两个角度：一是我们是医生，我们是医院；二是我们是病人。患者生命的尊严并非体现社会的地位、财富等被标识过的定义，而体现在那一件盖住躯体的皱皱巴巴的病号服，一张冰冷但勉强舒适的病号床，以及接受的临床医疗服务才是真正的生命尊严。我们有什么样的能力来拷问人性？我们又有什么样的底气来讨论生命的无价属性？在这鲜活的人性洗练场里，我们工作者的态度就是剥离干净外部属性后离人性最近的态度，而这一切的温度，来自人性的温暖！

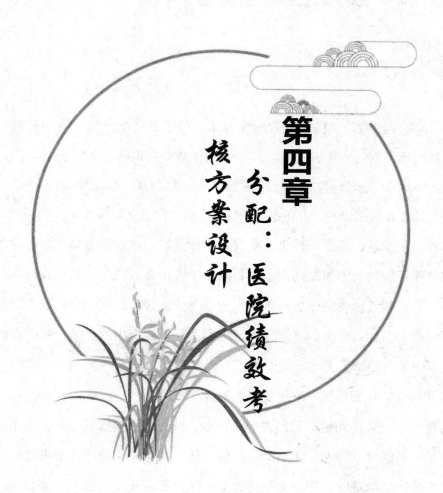

第四章

分配：医院绩效考

核方案设计

第一节　绩效伦理的反思

从 2009 年做公立医院绩效研究以来，焦虑的情绪伴随了我很长时间，尤其是最近发生的一件事，更甚。某日下午，初面咨询师，他有行业工作经验，因为之前他在一家公司也是做医院绩效咨询，我们就从专业开聊。我问："你们怎么处理收入激励和'九不准'的冲突"，"你怎么理解医生的积极性"。面试者侃侃而谈，从如何转化隐藏收入指标开始，鼓励医生开展创收项目，把创收项目转化为创新激励上，再到如何指导护理人员巧妙计项、分项、计费等，更有甚者他谈到专病对于创收的重要性，帮助医院把专病门诊开到乡村集市上去，如果医生不愿意参加，他们就代医生穿上白大褂，带上护士，带上检查单，到镇上去开展义诊项目。

我问："你们敢代替医生开检查单？"

他说："你不知道，我们去的是村上，镇上，那些村里的人根本不知道我们是不是医生，再说，我们都是开单让他们到医院来查呀，如果抽血的话也是真的护士给抽呀。量个血压什么的，用电子血压计，这不需要技术，我们就可以上的"。

我心里很生气，你是农村出来的吗？你父母在人群中你怎么办？你生病了你敢在你的项目医院看病吗？……

那一刻，我尽可能地控制好情绪，让这个年轻人离开了。我不想做任何评价，也没有任何教育义务。但是，正因如此，我更焦虑了。从利益管窥人性，我看到了是一片黑暗，我希望能寻找光明，点燃一盏蜡烛，踯躅前行。

1. 反问医院绩效制度

制度是什么？制度是包含利益的规则体系。以利益为代表的绩效制度，其目的是影响制度管辖对象的行为，激励管辖对象如何获利，并提高其积极性。利益激励制度设计的核心是什么？积极性的本质是什么？趋利是人之本能，从利益管窥人性，人性往往败北而苍白无力。而趋利到底是恶还是善？进而利益激励制度的积极性是激发人的善还是恶？

面对恶与善这类不可量化的道德性评价时，利益制度需要进行什么样的反思？是掩耳盗铃般视若无物，无视利益的道德属性？对于利益激励制度产生的行为只在意"积极性的成效"而不关注是否道德？

为什么会有这样的反问？医院绩效制度作为医院管理中的核心制度，其激励积极的核心到底激励了什么？从医院的绩效制度设计的角度进去，我们能放大的是善还是恶？我们自己是否敢在这个制度激励下的医院当病人？从人文角度呼唤的医疗的温暖与善良，制度赋予了什么？为什么医生的利益与道德一定是冲突的？

当一个医院的绩效制度在用收入指标或以工作量来激励医生时，我们用什么去期待医疗的善良？过度医疗到底是医生的个人行为还是绩效制度导致的行为？

医疗绩效制度是一项伦理半径最小的制度。从概念上讲，伦理是指在处理"人与人、人与社会相互关系应遵循的道理和准则"，而从我的视角来看，我更愿意从形象方法来看待伦理，我认为伦理就是一个由道理和准则形成的圆，一个循环闭环，最终指向的中心点一定是我们自己。简单说，就是从我出发，我怎么对别人，在这个传导半径的最后是我们自己将获得什么待遇。那么，放在医疗绩效这个具体问题上就是今天我们用什么样的制度去激励医生的积极性，这个积极性终将有一天会体现在我们自己的身上。

医疗行业不同于其他任何行业的最突出特征就是，医疗行业的伦理半径最小。其他任何行业的伦理半径都较长，长到从业者经常忽视世间还有伦理存在，如金融、资本等。距离人的生活越近的行业，伦理半径越小，但即使是和人生活息息相关的食品行业，其伦理半径都长过医疗，准确地说，长过医院。比如说，食品行业的造假，造假者可以不吃自己生产的食品。而作为医疗产业中的核心——医院，尤其是基层医院，其伦理半径无论从时间距离，还是物理距离都小到我们可以触摸，无法直视。因为，你告诉我，谁能保证自己生病不在自己医院当病人？而越偏远、越基层的医院，其所在地方的普通居民，因病迁移治疗能力越差，他们心中最神圣或最终的救命稻草就是这里的医院，其中，这些普通到最普通的一个县域居民、农民中，我们自己，我们至亲就是其中一员。而在这个激励制度背后，难道不值得去想想我们需要反思的什么？

2. 医院绩效中的道德准则

德国作家和古典哲学创始人康德在《实践理性批判》中说："有两种东西，我对它们的思考越是深沉和持久，它们在我心灵中唤起的惊奇和敬畏就会日新月异，不断增长，这就是我头上的星空和心中的道德定律。"我不及康德之万一，但引起我不断反思的是绩效中的道德，绩效中利益平衡的正义。

就管理者而言，制定制度是一项重要工作。在组织管理中，抛开利益谈道德本身就是一种不道德的行为。制度的价值是什么？制度的价值在于首先要保护组织中的员工起心动念之前零动机的"善"，而员工起心动念之前零动机的"善"是什么呢？是利益制度激励和引导的"价值"，与技术相关，与能力与水平相关。在激励制度下，员工的行为结果是趋向技术、能力等，并且需要有一定的容错性。制度指向利益，利益引导行为，行为导向结果，结果相遇道德。在这个结果呈现时，相遇道德是淡然一笑？还是把道德扑倒在地呢？这是管理者需要看到的。

人在道德上是自主的，人的行为需要受客观因果的限制，但人之所以成为人，就在于人有道德上的自由能力，有能力超越因果，有能力为自己的行为负责。而一个人的行为是否符合道德规范并不取决于行为的后果，而是采取该行为的动机。而在组织中，利益制度直接影响人的动机。因而，建立什么样的制度，考量制度的道德属性会更加有效地使组织中受制度影响的个人是能否最终获得行为上的自由，而不是成为利益或权力的奴隶，从而体现，为我们遵守的制度是我们自己确定符合基本的道德准则，且能平衡主客体各方利益。

管理者不空谈道德，当出现某类公序良俗中普遍评判的没有道德的行为时，如果能反思并意识到制度是否有缺失，需要完善的是什么，这才是有价值的管理道德。

对医疗过程少做伤害，这是医疗绩效设计的最低要求。而我也希望这成为绩效制度设计者共同遵守的绩效道德准则。不为别的，只为在这个半径覆盖领域之内，当我们自己成为病人时，有基本的医疗安全保障，能做到病有所医。

第二节　公立医院的"微观利益"制度设计 为什么要谈"利益道德"

1. 公立医院的"微观利益制度"

何谓公立医院的"微观利益制度"？简单点说，就是其绩效（奖金）制度；收入减支出乘提成百分比，再加上开单提成，减去相关处罚（如药占比超标），这是长期以来存在于公立医院临床、医技科室的奖金计提模式。按照收减支的结果分为盈利和亏损两类，亏损科室和行政后勤科室一样，拿全院的平均奖金，而中层主任或副院长，则按相关系数，找一个科室奖金平均值或全院奖金平均值为参考基数进行计提。

以上基本可以视为国内各基层医院的绩效（奖金）模型。在收减支模式下，医生的利益被医院运营绑架，采用患者项次费用计提的绩效模式。而在这个后面，有一个看上去再合理不过的逻辑：政府补偿不到位，公立医院通过自收自支来生存。所以只好用收减支的模式来激励医生的积极性！

至 2014 年底，"九不准"政策出台，"收减支和开单提成"的激励办法被明令禁止，各基层医院在奖金发放上失去了依据，如何实现"奖金发放"的合法性，并且保证科室收入、医生收入不受损，就成为公立医院绩效改革的主体诉求。至于什么是战略，什么是平衡计分卡（BSC）、什么是关键绩效指标（KPI）恐怕只是幌子，在实践中已不是那么重要了！

2.绩效制度设计如何走出"收减支"之困

以"奖金"为"积极性"前提的绩效制度设计如何走出"收减支"之困呢？我认为其中的关键问题不是如何用"收入转积分"再用于"分钱的问题"，更不是如何建立绩效评价系统的问题。

需要引发反思的重点是利益的道德属性问题和关于什么是利益正义的探讨。这似乎是一个宏大、模糊而摸不到边的意识形态问题，与个人的利益获得、衣食住行毫无关系。然而事实上是因为我们每一个人都不可能是独立存在的个体，每一个人的利益也不是独立存在的，人的社会属性使得对"自利问题"的思考，必须要合并到思考"他利"的关系中；而每一个人的"利益获得"的背后，都存在着利益关系中的"另一方的利益是否损失"的隐患，这如同钱币的两面。

而如果我们有"自己的利益获得"的喜悦，而忽略另一方的利益是否"受损"，那么带来的结果一定是"他方利益"受损时产生的愤怒与反抗。这就是利益关系中的"自利"与"他利"的相互性和依赖性。"自利"与"他利"之间的平衡，谓之道德的基础规范。

那么，在如何把"利益道德"的问题界定清楚以期达成共识呢？我认为基本可以这样来描述：首先，每一个人都有追求利益的权利和保护自我利益的本能，承认人的自私是自然本能，这是重要前提。其次，作为一个人在获取"自利"时能以不损害"他利"为条件，同时"自利"的获得且不选择"是否有制度规范"或"法律约束"为借口而伤害"他利"。这样的利益选择是一种能力，也可以称为利益道德。

以公立医院的医院利益和医生利益为讨论基础，我们首先要找到利益关系的两方，即"自利"主体和"他利"客体。显然，当我们把医患关系回归到最简单、最原始的主客体关系时，医疗以"治病救人"的主旨才能使医患关系的利益可简化为"医生利益（医院利益）为自利主体"和"患者利益为他利客体"。如何平衡"医生利益"与"患者利益"呢？在计算"医生利益"都认为应该是多劳多得，那什么是多劳多得？这个简单问题拷问着医改进程中的基本底线。

尤其要关注的是对基层公立医院这个群体管理现状的思考。这些基层公立医院的医改，没有省部级大医院的热闹与骄傲，没有"互联网 +"的时髦，没有高屋建瓴的顶层设计关照！相反有的是各项政策落地后比在执行时的放任摸索更严苛的检查；还有上级走马观花的调研和越来越繁杂的数据填报；有的是各项政策制度的试行和越来越难控制的医保失控现状。这一切的发生究竟是什么造成的？在宏大医改政策中，微观医院管理到底何去何从，这是一个巨大的问号，同样也正是这样的问题给予了葆德团队奋斗和存在的空间。

以各县市为代表的基层公立医院离老百姓最近，关系到基层老百姓的生命安危，其中也包括我们的家人。这一层面基层医院在利益制度设计时，如果只关注到医生利益、医院利益，以收入多、检查多、收入减支有盈余作为衡量一个医生、一个科室的"多劳"而计算"多得"的标准？将是多么可怕的事情，在这样的计算面前，任何一个患者的安全将变得不重要。"面对基层医院的输液林立，3 瓶起步，5 瓶标准，8 瓶 9 瓶不嫌少，一个病人同时被开出 4~5 张 CT 单"，将疾病作为生意，以生命为交易目标。我们有什么能力让自己置身事外？难道我们自己永远不会成为病床上的那个病人吗？

3. 公立医院管理者们的"道德能力"

在什么是"多劳多得"和什么是"患者利益"的思考下，基层医院放到政府补偿没到位的条件下，医改没有真实有效成果，各项法律政策尚不健全时，是否具有对"医患"利益平衡的坚持探索能力，我认为这是考验每一个基层公立医院管理者们的"道德能力"。

把我们的"多劳多得"和患者的"大病花大钱，小病花小钱"朴素诉求相平衡，以此建立"综合质量评价办法"来推动基层医院的管理，这是在改革中可以尝试的坚持！

的确，在改革的进程中，总会有一段无序的时候，这是事物发展的必然路径。对此我们是谩骂？还是抱怨？是向体制发炮期望改革来个灰飞烟灭？我们是否有过反思："我们每个人都拥有独特而活生生的灵魂，体制却没有。体制并未创造我们，而恰恰是我们创造了体制。"

日本著名作家村上春树在耶路撒冷领奖时说："以卵击石，在高大坚硬的墙和鸡蛋之间，我永远站在鸡蛋那方。"无论高墙是多么正确，鸡蛋是多么错误，我永远站在鸡蛋这边。更深一层的看，我们每个人，也或多或少都是一枚鸡蛋。我们都是独一无二，装在脆弱外壳中的灵魂。你我也或多或少会都面对一堵名为"体制"的高墙。体制照理应该保护我们，但有时它却逼迫我们，或迫使我们冷酷、有效率、系统化地残杀别人。

医改到底为谁而改？在医改面前，我们每一个人既是执行者也是当事人，当我们今天在计算患者利益时，终有一天我们也将被算计在其中。在这样的背景下，如何设计一个不以伤害患者利益，背负道德为代价的"利益制度"，这是我们需要坚持的理想。

与其扛起道德大棒挥舞，置疑我们的医生是否缺乏医德，还不如设计一套"有道德的利益制度"来保护我们的医生。我想告诉各位基层医院的朋友们，公立医院的"微观利益"制度设计为什么要谈"利益道德"，只是为了20年后老去的我们病有所医！

第三节 公立医院的行政后勤科室在绩效管理中怎么办？

1. 公立医院行政后勤科室绩效管理中的管理困境

绩效问题，在现阶段基层公立医院的眼中来得干脆直接：就是奖金分配问题。而由于奖金分配衍生出来的管理问题，则暂时可以把这个帽子扣在"绩效管理"上。

临床、医技科室的绩效都先放下不说，这两个板块都有"数"可算，科学也好，不合理也罢，至少能半明白、半糊涂地把账算个明白。那么，一点都不明白、真正纯糊涂的反倒是掌管医院内部管理制度设计、机制运行的行政后勤模块，这一块让人有点头疼。

行政后勤这块是福地，虽然他们也有一肚子牢骚，但以平均奖为基础，加上论资排辈或按级别排坐的系数能解决点分配的问题，总要比在临床自在些，好歹也进入了行政序列，有当领导的潜能。那么行政管理的运行与考核如何匹配呢？比如：熟人体系的公立医院，重要的不在于"道理对不对"，而在于"道理在什么时间，什么场合，什么背景下出自谁的口"，"谁说的"往往比对和错更重要。什么是熟人体系的公立医院？一个员工，往往是生在这、长在这、恋爱在这、结婚还在这以及七大姑八大姨、同学、旧友等都在这儿。错综复杂的人脉关系是目前基层公立医院的突出现状。

行政科室不论高低拿平均奖，但往往都是活儿干得越多者出错的概率就大多，挨批的也相应增大。于是，想干好行政职能科室的活，得有几分奉献的精神，否则，心理难平衡。

行政职能科室中部分科室还承担着管理职能，对这部分该怎么管？尺寸在哪？管的时候要注意什么？这里的门道太多。一般情况下，护理管理更简单些，而承担临床质量管理的医务处，这个问题有些不同。医院的护理管理者往往是优者上，但医务管理者则往往相反。

后勤科室的工作苦的累的不少，但干了没干都没人知道；跑冒滴漏天知道。干的只是良心活，反正在医院地位也不高。手中无监督的微权力大得只有自己知道。

2. 公立医院行政后勤科室如何突破绩效管理中的困境

那么这些困境怎么解决呢？

第一，系数法则不能照搬。所谓系数法，往往是医院按照相邻医院，或内部评议法制定出各职能科室的岗数系数。然后在分配时，以系数为依据进行相应的分配。系数法则能不能通用呢？其实，系数还真不能照搬，因为各医院科室名称一样而具体的工作职能和工作量相关甚远，这里既有人的因素，也有各医院不同的背景原因。

具体的解决办法有三个方面：

一是各科室对照自己的工作职能，按年、季、月、周、日的周期和频率，梳理出自己对应的工作事件。

二是对从梳理出来的工作事件进行相应排序，按最前面的5~10条，梳理出相关的作业标准和工作成果展示形式。比如,医务科的核心职能是管理"核心质量"，那么在梳理事件时，要强调，多长周期，以什么方式，检查核心制度的哪些问题，检查方法是什么，检查对象和数量的什么，检查的结果怎么呈现。

三是基于各职能科室的工作事件，进行相关的重要性评价，这样会相对客观一些。

第二，打破管理中的"老好人"现象。怎么打破管理中的"老好人"现象？管理者与被管理者关系的建立，管理者的相关管理内容要形成制度，而其关键点在于制度执行要能可视化和制定利益链。

一是可视化。制度执行过程尽量留下照片证据，要求证据关联到责任人，对应到科室。管理部门要在照片中看图指出问题，提出整改措施和意见，并要做到及时沟通，有效落实。

二是利益链。管理者在其管理范围内，对所管理的各科室，必须按强制分布法评价出最好的和最差的，如果被评价对象都是模糊的、平均的，那么视管理者不作为，管理者绩效可被一票否决。

第三，职能科室管理要务。对于职能科室的管理，要做到以下几点：

一是把知道变为看到，再通过考核将看到变成做到。知道到做到的距离就是管理者效率的体现。

二是利益跟着责任走。利益跟着责任走，就事论事才不难！利益与责任挂钩，其价值不在于要绑架管理者，而是对管理者提供有力的后盾和支持。告诉被管理者，如果做不好，我的利益也要受损，这是制度而不是我要为难大家。这一点在现阶段的熟人体系形成的环境生态下显得尤为重要！

三是让管理者一定要"把口头汇报变成工作简报"。如果你还停留在听汇报的时代，那么恭喜您，您听到的一定是员工想让您听到的！这不是绕口令，把口头汇报变成工作简报，并学会相关的管理工具的应用，这是朝着管理职业化迈进的第一步，也是实现行政职能管理的基础。如此才能在工作痕迹、工作记录中完成院内的沟通、过程的管理、责任的追踪！

四是观念意识的问题。有个问题得重视一下，定制度、谈管理，要公平，所有的管理推动要改变的可能是观念的问题，因为一般而言，改革我希望是革他人之命而唯我除外。这就是最要命的行政管理岗位的特权意识真要不得！

这从战略的管理后到目标的分解，从全局的宏观视野到科室的鸡毛蒜皮，这里面充满了智慧和博弈。比如说，什么是战略？战略是院长心中的宏伟殿堂，是蓝天白云，是万丈豪情！那么什么是执行呢？执行是干活人手中的一根钉子、一根柱子、一块石头，是怎么能变成蓝天白云的气象数据、是迈向豪情万丈的道路上的石子或脚下奔跑时不会解开的鞋带！

第四节　如何应对"医生"在绩效改革中的漠然?

　　"多劳多得,向临床一线倾斜,向技术难度倾斜……"当临床医生朋友们听到这些话时,你认为会是什么反应?"漠然、冷漠"是我在每一个基层医院与一线临床医生们沟通时最深刻的感受。面对如火如荼的改革,为什么医院主力的一线医生们却做出自己的选择?

　　1. 临床一线医生眼中的绩效——挣钱和扣钱

　　绩效,怎么改还是离不开挣钱和扣钱,只不过是换一个法子折腾临床罢了。这是临床一线医生们的想法。每次看到临床一线的医生拖着疲惫的身影出现在项目培训会现场时,我们心总是揪着疼。在台下,给点面子的是低头玩着手机,有些干脆闭目养神,看到这些情况,我多半还是有些欣慰,毕竟有一个机会让大家合理合法地坐一起打个瞌睡!

　　什么是医生的多劳多得?检查收入、科室收入、药品收入?这些的确都不是医学院校课本上教的,但都是医院的制度、潜规则给引导出来的。临床一线医生常常有这样的感叹:"我们在为医院创收时,为什么还要为过度医疗买单?为什么要为道德沦丧买单?""我们不创收,科室哪来收入,医院哪来收入?这不是最可笑的吗?""说吧,你们怎么定我们怎么执行呗,反正奖金多少都是你们说了算!"

2. 温暖医生比考核医生更重要

临床绩效改革，首先解决的一定不是怎么考核的问题，而是解决怎么核算的问题！原来临床医生或科室的奖金与收入挂钩，那么在新的核算体系下，如何解决"新方案的设计从结果上合理，再到内容上科学"是关键点，也是我们常常强调的"新方案的起点是老方案的终点"，通过增量买改革的态度，换来医生对新制度的接受，在这个基础上，探讨可行的"技术难点、高点，综合质量管理薄弱点和共识点"，以"技术难点、高点"为激励加法方向，以"综合质量管理薄弱点和共识点"为考核要点。总体架构注意"核算以病人及临床工作量为基础，激励设计清晰有效，考核指标少而精，易懂易操作，注意考核团队而不惩罚个人"，"以诊疗规范为准绳，坚决切断医生与费用的直接利益关系"。真正实现制度引导医生做符合道德的事情，这才是让医生尊重的制度。

3. 临床科室主任是科室的灵魂

一个好的临床科室主任是科室的灵魂，这固然与个人的德行素养有关，但更与医院的管理生态环境有关。基层医院管理往往强调对"个人英雄"主义的推崇，对"能人"的依赖从而造成"科霸现象"，对在这样的科室，往往医院管理的难度大，而在科内各项资源、权利高度集中于主任一人。好科室主任不仅仅是科室的灵魂，更是医院的灵魂！怎么评价一个科室主任是好主任，那么五角色的认知管理就是基础的管理要素："教练、领导者、管理者、创新者、合作者"，这五个角色中，首先重要的就是教练。

一个好的科主任首先是科室医生们的好老师、手把手地传道者、实践技术的训练者；其次才是领导者，对于科室在学科方向的发展，人员能力的匹配都要心中有数；再次是管理者，要求科室主任综合管理上质量建立有效的管理机制，并推动机制的运行，保证医疗质量；然后就是创新者，对于学科的前沿技术具有积极的探索和引入精神，带领科室成员们不断攀登技术高峰；最后才是合作者，要求一个好的科主任必须知道合作的力量，多学科的合作能提高专业能力，患者安全。与行政后勤科室的合作，提高科室的运营质量，与院外资源的合作与整合不断打开新的视野。与其带着希望去等守候遇上一个好主任，不如用五角色方法去激励和培养一个好主任。人才会因为考核而优秀，组织因考核而卓越，这样就能用好考核的力量。

4. 奖励可以到个人，处罚一定到集体

奖励比处罚重要，团队比个人重要。在基层管理中，最容易陷入的误区就是医院内接下达对某个医生的处罚，如药占比、医保扣款、医疗投诉等等。殊不知，在临床管理中，最重要的价值是培养医生的团队意识，而直接到个人的处罚，只能是加大医生之间的冷漠和沟壑。曾经有数据表明，临床上发生的医疗纠纷事件里，其中有 75% 是由于临床沟通不到位而造成的，这里面有 68% 是因为临床医生之间缺乏补位和团队精神，互相推诿造成的。因而，医院对科室管理时，注意管理不越位，处罚对全科室，这样对培养团队精神，是有价值的。利益关联性对管理效果的作用是不言而喻！

5. 临床医生与行政职能科室管理者之间的对立关系

这似乎是一个潜规则，也似乎是一个不可触碰的灰色地带。临床对行政管理的软抵抗态势或各自为政的格局一直微妙存在着。临床医生总带着一丝骄傲斜视职能科室，令对方常有被歧视和说不出道不明的。于是两个体系若即若离，忽远忽近。而这期中的微妙之处在哪儿呢？套用社会上流传的一个段子，可窥一斑："我通过自己的努力学习，考上了医科大学，才当上了县人民医院的一个医生""我也努力，毕业于一个中专或大专，通过关系分配到了县里最好的事业单位人民医院，当了一个行政管理干部！"在这样的客观现象之下，如何化解他们之间的微妙对立呢？

　　"管理医生从尊重医生开始，管理临床从下临床学习开始，用服务的心态做好管理！"这是我对行政管理现阶段的建议。温暖医生吧！精英医生群体们会拥抱变革，会回报给你更多的惊喜！至少为了 20 年后的我们病有所医！

第五节　公立医院的公益性探索与微观管理的执行与落地

1. "天时"：宏观的顶层设计

"坚持公立医院公益性，破除逐利性"这是某院长在朋友圈转发的这条新闻一闪而过，再次认真阅读看到了政府强调的严肃性。"不感动，很淡然，不激动，走走看"他还附上了一句评论。

宏观上严肃强调"破除逐利性，实现公立医院公益性"至少在 33 号文件、38 号文件出台的背景下，我认为还是有值得期待的政策环境的，这算得上"天时"。

2. "地利"：微观的落地执行

那么如何实现"地利"？我历来认为，顶层设计的宏观必须脚踏实地与微观执行相配套，而微观执行必要属性是"少一点浮躁，多一点寂寞，多一点试错"。抛弃大道理，宏观政策落地到本地后，在微观执行上，我认为"地利"要实现的核心是：深化"医保支付制度改革"必须与深化"医院绩效（奖金）制度改革"相匹配。

何谓深化医保支付制度改革，就是在公立医院实现"按病种、按人头"付费。但想要实现病种费用合理和管理可控，前提条件是：就某病种的费用定价必须建立在该病种约定的诊疗路径上。

何谓"医院绩效制度"，"九不准"列出来的第一条和第二条，"不准将医生的收入与科室收入挂钩""不准开单提成"，这是针对客观现实而言的。公立医院发展过程中，长期都是以"收入减支出乘以百分比"的提成方式解决了公立医院的发不出工资、自负盈亏的经营困境。按"项目累计收益"是公立医院最常见的运营模式。"从项目"绩效转到"病种""病人"绩效的模式，才可能从根本上实现对医生的利益激励机制的重建。设置项目激励模式导致了逐利而最终形成了"项目多"的"过度医疗"问题。

总之一句话：医保按病种、人头向医院支付，医院就必须转轨实现医生绩效支付按人头、病种支付。两级利益实现并轨，事情就会变得简单。

3. "人和"：医患的利益平衡

最后说"人和"，什么是医疗服务的"人和"？"以患者为中心"还是"以医生为中心"都不符合政治道德与公众情感。"医生和患者"就如同一个硬币的两面，不可分而论之，否则都将失衡。

何谓医疗管理？医疗管理的庞大设计其实无非就是管理"医生的医嘱行为"，这个行为甚至可以在一分钟内形成。如此庞大的体系设计关注于如此微小的医事行为，那还不如让管理令医生感到温暖更有效！医嘱的形成过程，可能一边是海水一边是火焰，医生潜意识的专业所为是否受到其他因素的干扰，这是制度设计不到但制度要敏锐关注之处。我不谈医生有多么重要，但医疗关系中的"医患"关系的主却一定是医生，关注主体的利益，避免医生产生"非正常非专业的医嘱"只是因为医生本人受到利益或自我保护的因素影响，这是医疗管理的核心问题。

从现实情况来看，要消除这些非正常的影响医生医疗决策的因素，让医生回归到医疗本身上来，还需要付出较长时间的代价，我们要勇敢承受并给予耐心，通过制度的重新规范和引导，一点一点来改变，这不是易事！

"医生和患者"的利益平衡才是人和！

综上所述，天时、地利、人和，我认为是目前公立医院实现公益性，破除逐利机制要走的路！

第六节 和奖金看上去无关的绩效潜规则

1. "九不准"缘何那么烦人？

"九不准"中的 1~9 条，条条杀伤力十足，公立医院的医生被"炸"得个头晕目眩。其他条先不论，着重看看这两条：第一条，医生收入不准与药品检查收入挂钩；第二条，不准开单提成。这两条可以算是公立医院绩效的绝杀令了。其实，冷静想想，医生在诊疗过程中为患者开出的检查单这一行为与医生的工作量有关吗？需要体现激励吗？激励的目的是什么？如果以医生开检查单来推动检查设备的投资，那不是推动过度医疗是什么？如果有这样的制度设计，我们管理者有什么资格来处罚医生的过度医疗行为呢？

仔细再读，"九不准"精髓只有一句话：切断医生与患者的直接利益关系。切断直接利益链是为了让医疗干净些，就冲这点，支持"九不准"是有必要的！

2. 必须正视和改革的种种考核的"官"心态！

第一，"革他人之命，唯我除外"的官僚心态。这种心态之下，认为我是管理官员，我有特权！

第二，江湖流传的"学而优成医生，父而优则管医生"，这是现实的公立医院生态，可以洋洋洒洒数万言，微妙处可以省略一万字，最让人头疼的是大量的行政管理人员可以不出自临床，不懂临床，也不向临床学习，这点在医院管理上是很要命的。

第三，熟人体系里的裙带关系导致的结果是，道理正不正确没关系，谁来摆道理的才是关键！

第四，考核就是处罚临床，如何惩罚"临床的过度医疗、不合理用药"，令人而不顾自己的收减支和提成的设计。一边让放火，一边抓放火，怎能令人不恼火？

第五，拥挤和人浮于事的行政后勤团队虽然被集体吐槽，但其中仍有重要职能科室"做得多，错得多"的伤心情况。另外，那些没事闲得天天上网、打游戏、扎堆聊闲天的人也不见得有多开心，也许干活的即使伤心但还有点成就感，而不干活的只能是无聊到抱怨和穷伤心……

3. 无限抓狂的"班子成员"管理

目前多数基层医院绩效管理通过制度进行目标分级分解，然后组织管理中的各层级为本级目标制定标准，执行考核，承担相应考核责任。这些看上去很美吧，但是如果展开讨论的话此处可以省略上万字……在现行的人事制度背景下，组织任命的"班子成员""心往一处想，劲往一处使"的可能性估计只有一边考验着船长的能力，一边要靠运气了。我就见过最奇葩的院长，任院长前的职位是某畜牧兽医局局长，畜牧业高级职称，在履职的医院赫然出现在院内该医院专家介绍的第一位！

面对现状该怎么办？国内医疗市场竞争格局尚未打开，各项保护措施仍在。如果上游打开商业保险竞争，下游打开人才竞争，再同时打开资本参与公立医院改革竞争，拿捏好："一开放乱，一管就死"的极端管理的尺度，务实些，再落地，这些一地鸡毛的医疗乱象将会逐一远去！当我们老了，享受着美好医疗再回忆这段医改的历程时，我们会为自己的愤怒、自己的努力、自己的推动而感动！所以我们满怀热情，投入这场医疗改革的浪潮中，奋力拼搏！

第七节　患者满意度、药占比、床位使用率等考核指标

1. 关于这些考核指标

"患者满意度"是一个从国家到地方卫生部门的各级官员，从员工到患者都拿来说事的一个指标——政府角度认为这是一个不错的管理医院的抓手；医院也觉得这是一个不错的管理科室的抓手。但在实际操作中，这个指标往往形式意义大于使用价值，在具体管理中形同鸡肋，食之无味弃之可惜。尤其在临床调查过程中，比如很多医院的患者满意度调查都是由科室在病或护理部在病房调查完成，这样的调查原因或目的是什么？或者只是为了应付差事，完成一项工作罢了。

那么，怎么改变思维看患者满意度呢？应该收集患者意见，根据患者的投诉与抱怨制定整改措施，落实患者的诉求。比如说，当患者投诉病房开水房滴水，水烧不开；能再比如，当患者提出卫生间太脏，输液上卫生间不方便，你能解决？又比如，患者说我要输液你为什么不给我输；你怎么办？患者投诉一到中午医技科室检查或收费处都找不到人了；还有，患者说医院内部像迷宫，怎么都找不到来时的入口，等等。

面对这些投诉与抱怨，您咋办？

床位使用率与平均住院日，还有药占比考核指标，管的究竟是什么？

你还在用比率的方法管科室、折磨你的医生吗？你知道有句话叫"上有政策下有对策"吗？那么如果你不懂临床医学，就用指标来管临床，你将得到的是管理有效性还是 Tom and Jerry 中的机灵老鼠和猫的游戏现实版呢？否则，为什么出台了如此奇怪的指标来折腾临床？

比如说，从提高临床的床位资源使用效率的角度来考核床位使用率，管理者的初衷是通过这样的指标希望能从病人那里多收点钱，或者来衡量一个地区的医疗资源的合理性。可你知道解决临床的最直接的办法是什么吗？任何一个在临床干过的朋友都知道：压床、挂床，这已经不是秘密了。啥叫压床？简单说，只需要住三天的变成住五天，住五天的住十天。而且，这些都可能在医疗的合理性、医保农保报销的规定中找到答案。降低平均住院日的有效管理办法是什么，有的竟然是分解病人或多办个快进快出！

降低药占比的有效解决办法是什么呢？你认为药占比管理能实现你对临床用药合理的规范吗？现实中，你的医生会用行动告诉你：那就多开检查吧！如此管理方式，并非是所有人所期望的。

不难看出，医疗费用增长、均次费用增长怎么可能不是必然？医保那点钱怎么经得住消耗，医保怎么可能不加强对医院管控！

我无意于拿医院来调侃些什么，更无意于揭盖子或抹黑这份神圣的事业！我和你们每一个医院管理者一样，深爱着这份职业，敬畏对生命的守护。因为工作的原因，我行走在各基层医院并忙于梳理管理方面的各种问题，体会到院长们对经营发展的焦虑，也看到了医生、护士朋友们心底的那份柔弱，还有临床医生们对这些考核指标的不屑与软抵抗，在管理与被管理间游戏，游戏管理的同时，也游戏着我们的神圣使命。

2. 医院呀，你慢些走！

竞争来了，社会及民营资本来了，突然医院周边林立了种种民营医院，大家都来抢食医院市场！当大家把医疗都作为生意时，如疯狗夺食争抢时，我们更要慢些走……医疗岂是一个简单的生意？当我们疯狂投入建楼买设备时，我们会失去什么？慢些走，慢些走是让我们慢下脚步，有时间去看看我们的病人，听听病人的诉求，体验体验病人在医院里的感受，为改善病人的体验做点什么。

慢些走是让我们有时间仔细思考，我们盖楼买设备是为什么？让我们重新审视临床管理的核心是以"病种诊治能力"为中心的学科培养，这些都需要时间，需要我们为临床医生提供更好的学术平台、学习平台，让我们的医生掌握更好的技术，解决疾病的能力再强些，这是救死扶伤这神圣事业的核心，也是最终赢得竞争的核心。这些需要我们慢些走……

慢些走是让我们花时间去倾听医生、护士一线的烦忧，尤其是基层住院的医护人员。走进他们，了解知道他们的喜怒哀乐，建立同理心、同情心，去温暖他们。因为我们要知道，他们的喜怒哀乐是与你的患者满意度紧密相连的，不要用"职业化""奉献精神"去教育他们，否则你只能收到大家用脚投票，用冷漠投票……

慢些走是让我们有时间去培养我们的行政管理人员，把他们放到临床一线，虽然他们没有学过临床医学但至少可以抄上几份病历，尤其是抄写死亡病历；参加一台手术，并认真学习学术前刷手等操作；值上几个大班；急诊室接几次电话，我国的医院管理专业还很年轻，更何况多少行政管理人员的专业或履历繁多：有学教育的、当过兵的、在厂里干过，局里干过，还有学考古的、财务的，等等。管理人员的职业训练需要我们慢些走，需要时间来系统规范，系统训练才能让管理贴近一线，温暖病人……

在这慢些走的进程中，我们学会了如何改善病人的就医体验；我们学会了怎么样提高医生、护士的满意度和职业发展要求；我们学会了如何建立"病种诊断能力"的系统；我们更学会了如何培养行政管理人员。在这样的慢些走的进程中，你还怕失去竞争，失去市场吗？

如果说医疗是个生意的话，那么医疗是一个没有衰落期的生意！医疗伴随着人的生老病死，社会经济发展的全过程，只要人类还在，无论经济是高潮还是低谷，医疗都在那儿。我不相信某些人所说的未来医生将找不到工作，如果有可能、有能力更是有机会的话，我一定会尝试在这些人倒在病榻的那天派个机器人给他手术、诊疗。看他会否担心机器人程序是否出错，我看他怎么办？

医院朋友们，慢些走，别让竞争带着我们迷路，别让上述管理毁掉我们这份职业的神圣！我们一步一步踏实向前！

第八节 分奖金是公立医院绩效改革中无奈的存在

公立医院绩效制度改革的核心不是算奖金，不是评系数，不是算提成，绩效制度改革关注的究竟是什么？

1. 首先确定什么是好的利益制度？

纵然我嚷嚷一万次，绩效不是算奖金！这个前提是，我嚷嚷的对象是管理者和制度制定者。而对于员工来说，绩效制度就是如何分奖金的制度。对于个人来说，利益面前无小事，奖金面前无小事！作为任何一个管理者都应该对这个问题有清楚的认知。谈奉献而不谈利益是不可能制定出有效的利益制度的。

绩效制度作为医院重要的利益制度，管理者必须对于什么是好的利益制度达成简明清晰的共识：第一，好的利益制度设计"要珍惜每一个独立人的自私的权利"。第二，好的利益制度设计"要有效避免由组织中个人的逐利本能所致医疗行为逐利的结果"；第三，好的利益制度设计"要制定一个有效监督和规范权力的程序，对权利建立多重制约和监督机制，以避免权力被以正义的名义售卖，走上邪恶之路"。

2. "要珍惜每一个独立人自私的权利"背后的价值

公立医院改革进程中，最难啃的当属利益分配这块硬骨头。"珍惜每一个独立人自私的权利"，让每一个人的利益诉求得以释放。这其中最难解决的当属"公平"的"正义"问题，倘若定义"正义"的前提是"公平"的话，那么公平需要解决的问题是"再高尚的人的权力也要受到制约，再平庸的人其权利也应受到保障"。简单说，就是大权在握时要注意权力的自律，不能借权力用自己的理由去无限制地律人。

这其中最关键的就是建立有效的权力执行程序，保证和监督权利的程序正义，避免权力的失控。"自私是人的生物属性中的动物本能"，而掌握权力的人一旦丧失监督和制约机制的话，"自利"行为带来对他人权利的侵害势必发生。"越牛越打击"正是鲜活的权力制约原则。

3. 正义是个伪命题：用制度把管理者拉出熟人体系的泥潭

正义是个伪命题，尤其是离开了执行程序而枉谈正义更是胡扯。而避免正义被售卖的前提是对程序进行规范，以正确的人、正确的时间、正确的地点、正确的事情为路径进行执行流程上的明确规范才可能输出"正确的结果"实现相对公平的正义。

谈公立医院管理执行的公平和正义问题时要面对的往往是熟人体系的泥潭。我们可以尝试的是在权力执行与利益分配互链上进行探索。其一，建立管理者与被管理者的利益冲突制度，来避免权力拥有者只做好人而不作为。其二，在管理与被管理关系之外建立"越级投诉制度"，形成对于权力的相应制约，避免管理者在权力执行中选择不作为或胡作为。

失去执行制度的流程定义是无法建立理想的"现代化管理制度"的，在组织管理中，只有通过流程定义把人设计在制度出现的相应区间内，并规范什么是正确的时间、地点、事件、标准等，才可能避免陷入就人性问题探讨管理客观的窘境，但这也仍然不妨碍我们建立清晰的人性认知：伪善谓之极恶！而制度设计中对于程序的设计与定义即是尽可能地降低伪善卖弄的空间，就事论事，提高事的正确率。

4. 制度的诞生从来都不可能是凭空制造，武断而为

面对改革时，总有激进主义者畅想让暴风雨来得更猛烈些，以酣畅淋漓的变革或血流成河的革命来推动，想象着拼刺刀般的快感，哪怕自己被"车裂"也在所不惜。但这是和平时代，变革要在稳中求进，只要方向对了，快点慢点没关系，这对于公立医院的微观管理制度改革也不例外。制度的诞生，必须遵守的潜规则是尊重既往的习惯、风俗和约定俗成，再找到部分创新点，形成氛围、创造环境、达成认可，才可能形成新的规范，进而完善其程序，推动落地，成为制度。

凭空制造、武断而为的制度总是在开始时就会被视为最大的恶意或权利威胁，从而被掐死在摇篮里，或从一开始就步入困境，付出代价，进而承担后果。

5. "制度管理"的客观与"儒道法"的主观传统文化的冲突

在公立医院推进"制度化管理"是不易的。公立医院的事业单位背景数十年来基本形成了"组织管理口号化，行为管理无为化"的习惯方式。往大点说，当下体制改革推进的"机构改革"都遇到制度管理的客观化与传统文化中"儒道法"混乱无序的主观化冲突问题。

在中国传统文化中，儒法道各彰其采。比如说：儒家文化典型的外化表现常常是只说不做。相反，以"法、术、势"为核心的法家文化，是只做不说。更牛的是道家的"物无非彼，物无非是""彼出于是，是亦因彼""方可方不可，方不可方可；因是因非，因非因是"等观点放在推动"制度管理"中就是耍太极。

所以，当现代管理遭遇传统文化时，才是现代制度管理必须坚持"在流程上标准化、在标准化中可视化、通过可视实现客观化"的原因。

6. 利益制度的变革最终要是妥协与平衡

"利益制度最终面临的仍然是妥协与平衡"这句话很有点庄周的意味，

然而却是制度改革必须面对的现实。在推动制度管理改革客观化、程序化、可视化的基础上以妥协与平衡来解决过程中的问题，才可避免空谈"权力"与"权利"，进而推动利益制度化改革的"平稳有序渐进"落地。

"探索设计一个好的微观利益制度，避免医院因为愚蠢利益制度改革而带来二次伤害！"是我不懈努力和探索的动力，自勉并继续加油，继续努力，继续学习！

第九节　别再用绩效毁了医疗——写在第三期封闭训练营

1. "服务人次绩效理念"受到医院的关注

一年一度的"服务人次法"绩效训练营始于 2015 年。做封闭营的想法缘于 2014 年各医院遭遇越来越严格的"九不准"检查，越来越多的医院朋友受政策中"不准开单提成，不准将医生收入与科室收入、医院收入挂钩""严禁给临床科室下达经济指标"的困扰。在这样的背景下，不温不火的"服务人次绩效理念"开始受到大家的关注。

在 2009 年初始，我们就把"服务人次"理念在公开课上推出了。很多院长朋友在现场就和我进行了深刻的讨论和辩论。"如果用服务人次来核算医生收入的话，那医生不开检查单，不干活了怎么办？医生只收治轻患者怎么办？治感冒的医生和做心外手术的医生拿一样的收入吗？"我接着问，"如果你是病人，你怎么看？今天你是院长，你有行政权力来保障你的医疗问题，那明天你不当院长，纯粹就是个病人，你怎么看？"

到底什么才能衡量医生的工作价值呢？在这个问题上，公立医院的管理者一直受困于提成办法不能自拔。

2017 年，公立医院的改革越来越深入，宏观政策也越来越具体，医保支付制度改革直接要求"医保方式将全面实施按人次、按病种的方式向医院方式全面推行 DRGs 诊断组付费"。公立医院管理全面推进"法人治理结构""全面预算管理"。如此具体的政策以及越来越严苛的巡视检查、约谈机制让大家坐不住了。

"以服务人次为基础",建立以病历首页为基础的"病人价值评价"方法,就是服务人次法的基础理念。而 DRGs 付费的建立,更要求医院实现有价值的完整病历,而这时,病历质量的评价就显得滞后而不得力。病历质量的管理对于各医院来说,一直是无法诉说或不能厘清的痛。否则就不会出现当医院面临医疗纠纷时,院长下意识地去查病历,或者干脆先封病历,甚至有的再组织大家改病历。即使病历没差错,但是也担心病历上面有危险的"种子",像定时炸弹一样,随时炸你个血肉横飞。如何构建一个机制,引导医生全程忠诚的记录、完整地呈现医疗全过程? 把病历结构化打散,把其中能反映病情的各要素打散,变成为价值评价因子,体现在医生的绩效中,让医生知道,他的绩效和这些因子相关,和病情要素相关,和诊断相关,以这种方式为过渡,实现按诊断的病种付费。这就是"服务人次法"的奥妙。说实话,"服务人次法"只是实现诊断的"完整病历"道路上的一块垫脚石。

面对越来越多的医院咨询,各路"专家咨询公司"市面上提出了以钱转积分或积分换钱的方法,再或干脆按系数分奖金的办法。我们对此很疑惑:为什么这些机构在指导医院进行制度设计时,连制度伦理基本概念都没有?如果我们自己是病人,遭遇到如此逐利机制激励的医院,怎么办? 你们在医院做项目时,生病了敢让医生给你治病吗? 你认为你设计的奖金制度不会影响到医生对你的医疗行为吗? 相反我们自身在项目上的执行能力,严控项目数量以保证项目质量是我们一直以来的宗旨,以我们的能力承担相应的责任。面对越来越多的咨询电话和医院热切需求时,我们内部讨论寻求一种能更多地帮到一些中小医院的方法,可不可以把大家聚到北京,用一周的时间,我们成系统和体系地训练大家。不是我们去帮医院怎么做，而是教会医院怎么做，手把手教，最终要实现医院自己懂，并且实际会操作。于是，就有了这个"一年一次的服务人次法封闭绩效训练营"项目。

2. 战略目标制定与全面预算管理相结合

从理念导入开始，战略目标制定与全面预算管理相结合。预算管理对大家来说不是新东西，试着把预算和工作计划结合起来，工作计划再把每项工作内容交代清楚，如何完成任务。完成任务的资源、费用不是预算是什么？因此不必纠结预算是不是财务的事了，预算管理中，财务只是牵头人。

重点关口在数据！没有数据，一切都白搭，我们指导大家从收集数据开始，搭建医院数据架构，进行数据分项、清洗、组织匹配，数据建模，测算……这里面有难以言尽的艰辛与困苦。将原来的收入减支出的粗放核算精细到每一份病历，把每一个诊断要素的因子化对应，这里面的工作量可以说比传统的核算大了 N 倍。原来一个医院核算奖金核算的是每个科室的收入和支出数据，而现在变成要核算至每一个病人的数据。而组织的不明确和变动，必然引发病人数据的归类和变动。大家的汗水全洒在这数据上、键盘上了！

行政职能科室历来是管理难点，如果不能把行政职能科室的工作任务梳理清楚，怎么可能打破行政职能科室吃大锅饭的困局呢？行政职能科室真的就可以按级别系数草草了事吗？或者，行政职能科室管理是怎么能"摆脱只会说正确废话的困境"？就是把职能变成事件，让事件的完成落实到人，并建立完成质量标准，这是职能科室职责梳理的重点！训练营的朋友都感受到了"职能转事件"PPT 汇报的艰辛吧？希望回去能传导给大家，让各职能处室都按梳理原则对照梳理。

质量质询模型的重点在于建立内部管理的冲突制度。质询、管理与管理的对象基于质量问题，必须以现场质询的模式来推动。质量管理从来都不提倡一团和气，而应对质询最重要的前提是科学系统的质询体系和利益管控链动机制。熟人体系的公立医院，找出问题不是难事。难的是把问题落实到个人，并且亮亮相，还要和利益挂钩。

临床科室的运营分析模式更是一场如何建立"以科室主任为主导的运营管理工具盛宴"，目标是让科室管理从目标定位，优劣分析，综合目标搭建，科室管理的重点和要点上，帮助科室主任建立分析能力，让他们学会分析，逐步掌握管理能力。一个医院，如果能把每个科主任的管理能力提升上来，让科主任们成为总经理，院长当个董事长，职能处室成为集团控制中心，这是不是件好玩的事呢？事实上，如果科室运营管理都从科室层级脱离出来，那将是怎样的一团麻！

当我带着 PPT 上台向大家汇报，还要面对评比和点评。夜以继日的为此忙活到所有的数据测算能稳定完成，同时还要输出一份符合政策要求、管理要求、内部利益平衡要求的文字版方案，再上台向大家介绍，如果没有团队的共同努力、共同决策、共同承担责任，付出的艰辛那也只是枉然！绩效管理怎么可能只是简简单单的一把手工程呢？又有哪个能力强的部门能一肩挑绩效管理这面大旗呢？

在培训结束之际，我说了，医院最难的还是一把手院长，"人不能管、钱不能管、物不能管""承担法人责任不能溜"，在这样的背景下，让绩效管理体系完善内部管理流程，通过利益与管理责任相结合，把重点放在强化流程建设上，告别一把手绝对权利的管控欲，再用好"强化党建"的政治背景，用好"以党务管理实现行政权力监督"这个利器，实现内化管理的审计检查、约谈流程的常态化，学会用好流程和制衡的艺术，才可能确保院长管理的安全落地。

　　医改路上，面对越来越具体化的宏观政策，越来越严苛的权力管控制度，越来越规范的监督体系，我希望大家用智慧来换空间，用监督来换规范，用规范来换质量，而用质量来保障每一个你我他的生命安全，这就是我们期许地生存在当下的生命尊严！以此为目标，我们一路相伴，砥砺前行！

第十节　我们为什么要放弃收支节余提成和项目提成？

1. 放弃收支节余提成和项目提成的原因

放弃收支节余提成和项目提成缘于以下问题：

院长问：你的"服务人次法"太高大上了，我们医院的绩效还是要解决盈利的问题，开单和项目提成肯定不能少，少了医生没有积极性，不干单的话，科室没有收入，医院要发展呀……

准同行问："服务人次法"的绩效和积分呀，与 RBRVS 转成的按分发奖金有什么不一样？只是更换一个概念呗。

朋友问：你这么多年的工作内容是什么？就是帮医院发奖金？软件用得是谁的呀？你们自己开发的？源于台湾还是源于美国呀？从哪学来的呢？凭什么用你们公司呀？

2. 医改服务的特性：信息不对称性、政治及伦理色彩

医疗服务与其他商业服务不一样的是，其具有高度的信息不对称性，并具有极强的政治属性及伦理属性，或称之为外部性，承担着济世救民、生死公平等大义重担。

从一个医院的微观视角来看医疗服务中的信息不对称性，表现为两个层级：第一层级是服务层级。服务提供方（医生）和服务购买方（患者）之间

的巨大信息不对等，除了少数信息高不断更新并公开的常见病、多发病以外，患者在购买医疗服务过程中都很难用专业能力分辨或判断其购买的医疗服务的品质和价格，并作出正确的判断。第二层级是管理层级。医院管理者和医疗服务提供者之间具有巨大的信息不对等，医院管理者受专业限制，很难快速对多专业和跨专业的具体医疗服务的质量、价格进行正确判断。这样的管理需要进行一系列的制度设计和制度安排，才有可能建立医疗服务管理流程和体系，而这个管理过程会产生相应的管理成本。

信息不对称引发的最常见问题，从服务层级来看，当服务提供方（医生）和服务购买方（患者）出现利益冲突时，供方利用信息不对称的有利条件来诱导需求，形成诱导消费，从而谋求私利，实现自我利益最大化。从管理层级来看则呈现出两种情况：一是管理者和医生形成利益共同体。管理者对于诱导需求的行为给予鼓励或默许，带来的后果则是患者购买医疗服务所产生的医疗费用和医疗质量并不一定相关，导致医疗费用失控，医疗质量失控；并且从管理学角度来看，被管理者即医疗服务提供者（医生）在面对利益和收入相关而与风险不相关时，医生会自觉选择工作成本付出低，且低风险作业方式，继而衍生出第二种管理现象；二是医院管理者和医生的管理困境。医生的低质量的作业方式直接带来管理成本的上升，因为没有建立对于医生的努力程度、工作风险良好的管理流程时，医生将利用其专业的壁垒性和信息不对称优势来为自己辩解，敷衍推责，并且辩称甚至谎称自己在专业上面临多少难题，付出多少努力，以更多的闲暇时间或更低成本的付出而获得更高的收益，医疗质量则被忽视了。如果在管理上要进一步有所作为，必然会出现管理者与被管理者之间的利益冲突，而管理的难度和成本直接关联。

医疗管理的专业特性表现在专业管理和行政管理之间的巨大信息不对称，从组织管理角度看，被管理者追求自我利益最大化是一种正常现象。这也是"委托代理理论"的研究范畴。因此，医疗服务不同于其他服务的高度信息不对等的问题无法解决的话，将引发关于人道主义、公民权利等社会伦理、道德风险，及政治属性类高度敏感的社会问题。

把这个问题通俗点说：信息不对等的领域之内，诱导需求是常见问题。而在医疗服务领域，就医疗项目的选择来说，医生有诱导需求的优势，而患者没有分辨能力。在绩效设计上，如果我们以收入为理由鼓励医生进行开项提成的话，我们有什么行政能力来有效干预医疗专业领域内的质量问题？如果医疗服务管理不能对质量问题进行有效干预的话，我们自己生病了怎么办？从这个角度来提这个问题是不是太遥远？

3. 医院绩效：重点啃下考核"可度量程度低"难的硬骨头

公立医院绩效管理要解决"经济性和公益性"两大目标的相融性难题。在我国，公立医院的运行从传统预算制事业单位逐渐走向了自主化，尤其是医院对于收支节余有了充分的自主权。因此，公立医院在绩效目标设置必然关注经济，医院管理者自然倾向创收并追求收入最大化。但是，公立医院的公益属性要求共承担相关公共卫生类服务的任务，包括一些社会责任的承担，如控制医疗费用过快增长，减少过度医疗行为等。而这类公益性任务中的有关目标却和经济性的目标形成冲突。

探求医院绩效管理的难点问题，可以从"可度量程度高"和"可度量程度低"两维视角来看。度量程度高不难理解，大部分的业务科室基本上都可以找到度量的方法和标准，我们只是需要探讨度量指标的合理性问题。而绩效激励则通过激励项目的设计直接传导到组织中的个人行为上，比如说，临床科室如果按收入，或项目提成来建立工作绩效的话，那么，临床医生的工作积极性则直接来源于创收多少和哪个项目提成高。这样的机制就可以直接通过项目激励传导到项目收入、医生收益、科室收入和医院收入。这个问题后面讨论。

绩效管理中的难点是解决"可度量程度低"的问题。通常来说，行政机关等管理部门、后勤服务类科室等都在这个范围之内。从组织管理角度来看，绩效管理的可度量性越低，就越容易产生消极怠工和形式主义，并且更容易表现出自我能力和付出多少努力，如果任务无法按质、从优完成则是由于其他各种因素所致。因此，岗位职责就无法界定工作流程和责任范围，无法量化、无法追责，任务也无疾而终。但是，更有意思的是，"可度量程度低"往往在利益分配中出现更多申诉"没有功劳也有苦劳"现象的工作，更容易出现对以公平或平等的诉求来，强调"一碗水端平"的"平均主义""大锅饭"的行为，如果医院管理者对于这类诉求给予满足的话，将衍生出绩效预算超支及新的不公平问题。

因此，"能不能有效解决行政职能科室的可度量程度低"的问题才是公立医院绩效管理中真正的硬骨头。而在"服务人次法"绩效体系设计中，让行政职能体系顺畅运行，强调的管理系统建立，就要从这个角度切入。

在行政职能科室中的绩效设计中，最容易出现问题的是因绩效预算固定导致的员工选择性懈怠问题。既然干多干少一个样，那么懈怠成了必然选择，其工作完成情况必然低于管理者的期望。解决方案是把职能科室的工作职能进行事件化，通过对于事件的关键点定义：工作频次、工作关键要素、数量、责任对象、产出标准、工作流程等进行规范设计，"你希望员工干什么就考核什么，把希望的标准变成考核的指标"，更重要的是建立管理和被管理者之间的利益冲突制度。也就是说，"解决突破可度量低"的问题就必须在把工作流程显性化和可度量化，明确责任边界及风险控制节点等，这样才能有效提高监督管理质量，提高管理效率，减少管理环节，降低行政管理成本。

公立医院行政职能科室长期存在的问题目标冗员过多、官僚作风，符合

"慵懒最大化模型"中的定义。这部分的人力成本和低效高耗等堆积在一起，加剧了公立医院内部行政管理成本过高的风险。

4. 为什么必须放弃项目提成的激励模式?

说放弃前就必须先说明白为什么坚持项目提成? 公立医院改革至今，仍然还带着计划经济时代的事业单位帽子和身份，但其自主运营的权力已经较为充分，国内大部分公立医院拥有对剩余资金的充分甚至完全的支配权。公立医院因其盈余不能分红，因此，财务报表中的净收最大化其实并不重要，医院管理者动机在于追求毛收入最大化的同时提高人工的费用支出（包括管理者在内的医院所有工作人员的收入与福利）。而提高毛收入的最直接的办法就是对一线医生采取分成制的直接激励措施，甚至是和销售提成相同的阶梯制提成的刺激方式。医生的收入由"基本底薪＋收支提成＋项目提成"构成，医生在提成类项目上的努力程度直接和本人利益相关，同时也有效地反映在病人的费用和医院账面的毛收入的增加。

再来说说为什么要放弃项目提成? 首先，药品零加成、耗材零加成的医改政策直接导致医院收入下滑，但药品、耗材的运营成本则不可能随之降低。其次，医保支付制度发生由从项目付费到总额控费到按病种付费的变革。

医院的收入用一个公式来体现：医院业务收入＝医疗服务收入（挂号＋治疗＋手术＋检查＋化验）＋药品收入＋卫生材料收（含高值耗材及无计费耗材）＋其他。

在医院政策影响下，药品收入和卫生材料收入均难实现结余共反而还带来了行政管理费用的增加；因此，医院可支配收入的主要来源还是医疗服务性收入。同样受政策影响，医保付费采取总额控制及按病种付费模式，反映在总收入及病人费用的双重限高。如果医院继续采用临床医生收提成和项目提成的激励方法，势必产生患者医疗费用账单不符合医保按病种付费的支付逻辑，那么医保就会限额支付或拒付，因此，执行新的支付制度，将不排除对影响医院医疗服务性收入带来的可能。

同时，在我国推进按病种付费，仍然存在各种现实困境。因为按病种付费的支付逻辑是基于国际诊断标准进行诊断分类，再以循证医学为依据，建立临床路径，根据路径标准测算相应费用来进行支付定价。而我们基层医院存在的现实情况是，临床诊疗过程的随意性大于规范性，病历质量差，误诊漏诊错诊率高，医嘱信息不完整，重要信息缺项等。要改变这个困境，除了信息化建议的投入以外，提高管理人员的管理能力和水平，建立规范有效的管理制度，还需要一系列的培训投入、制度流程设计等，而这些都将直接拉高医院的管理成本。

支撑医院可支配收的主要来源是医疗服务性收入，这部分承担着医院各项支出，如运营发展费用、管理费用等；其中，人员经费支出占据重要比重较大。同时改革所带来的管理投入也将推高相应管理成本。调查研究发现一个有意思的现象，在公立医院，人员经费的支出和医院的运营能力的好坏并没有直接相关性。当然，在营收能力增强的情况下，人员的经费支出就高这是必然，但当营收能力下降的情况时，人员的经费支出却并不会下降。可支配收入"量入为主"只是理论上的想法，往往医院管理者调整人员经费支出的参照并不仅是本院的财务担负能力，反而同市同级医院更容易形成参照。改革过程中，政府承诺的人员工资的上涨也成为医院财务的重担。公立医院的体制决定了一旦人员工资上涨，历史工资即成为固定薪酬，即使医院的营收能力下降，薪酬也不会明显下降。

基于以上的分析，大致可以建立几个逻辑：第一，医院对医生的项目激励模式即使能有效推高医院的账面毛收入，但医保向医院支付从项目付费调整为按病种付费后，医生反而会出现做得多亏得多的现象。因此，医院将对医生的绩效考核按照医保向医院支付的逻辑进行并轨设计是最简单有效的方式。第二，面对改革，医院将面临管理要精细化、管理成本可能增高人员经费居高不下的挑战。但即使这样，仍然需要医院从粗放管理向新支付逻辑改革要求的精细化管理转型，并通过优化管理流程来有效优化成本，提高绩效。

5. 服务人次法绩效体系的作用是什么?

公立医院在这一轮的医改中，左看右看，野蛮生长。这些年来，法不禁止即可为，或者政策即使禁止，他敢为我也敢，成为各家医院的台下的通行规则。因此出现了只要能结合"纪检监察办法"或其他民事、刑事法律法规，出台某个"红色禁令"类的文件或法令时，就能看到以相关的医院管理者以身陷囹圄为代价的"祭旗式改革成效"的事件，以至于出现了"公立医院院长是高危职业"这样的窘境。

对于公立医院改革面临的困境，大家的共识是体制问题、支付制度问题、财政补充机制等问题，更有专家认为，大环境不解决的话，从医院内部寻求变革无异于缘木求鱼。但我并不这么认为，如果大环境的问题是造成困境的原因的话，小环境的院内管理问题就无法有效解决的话，那么未来必然累及改革，并不断推高行政成本，最终仍然传导并逐渐推高医疗费用。

比如说，这些年在公立医院改革中探索加大财政补偿力度，2009 年到 2014 年这 5 年财政向医疗卫生支出的，累计达 4 万亿元，其中央财政累计支出 1.2 万亿元。以北京市为例，北京市加大对公立医院财政补偿力度时，还推出了市属公立医院 5 万元以上的设备由财政买单的政策，历时 5 年的补偿，医院的账务数据相较 2009 年，5 年间债务总额增加 2 倍，资产负债率增加了 16%；这些年在我们参与的一些北京市财政医疗经费使用效果评价中发现，对于财政经费支出的预算执行过程中，"占位预算""预算软约束"等现象突出，实际上并没有体现提高财政经费投入的效用，财政经费"越补越亏"

的现象也引起中国社会科学院经济研究所的专家的关注，并梳理出了相关的论点论据。除了在固定资产的投资方面出现"越补越亏"的现象，对于人员经费的补偿过程中也呈现出人员经费支出和本院的运营能力不相关现象，反而背离了"提高医务工作者积极性，改善医院运营困境"的初衷。

因此，我的观点是：内环境的治理秩序不建立不改善的话，外来的治理终将不能改善临床一线医疗的质量、效率、效果的。医院费用是整体医疗改革中的重点，医院质量是维持一个人尊严的最后一站，医院治理是医疗改革中最难啃下的一块硬骨头。我们需要尝试推动医改政策颁布到临床实施的全过程传递，并最终实现在有生之年能构建美好医疗，因此，聚焦医院微观治理就是我认为最有价值的使命。

6."服务人次法"解决公立医院绩效困境的思路

公立医院改革进程中，需要我们立足和聚焦当下所面临的困境去有效解决"行政权力"和"业务权力"信息不对称问题，业务权力无效制约，临床医疗行为规范度低，利益激励简单粗暴，行政后勤冗员过多，管理职能无法细化，实行规范管理而人手不足等问题。"服务人次法"绩效体系在解决公立医院绩效困境的思路简单总结如下：

第一，临床业务科室。建立以出院人次为核算基础，鼓励临床一线医生忠实记录医疗全过程，把病案信息中关键要素结构化，再打散成因子积分模式，引导并推进临床路径形成，建立病种权重机制。

第二，可度量化的行政职能科室。把工作职能变成关键事件，基于事件建立核心要素分析：时间、地点、人物，定义输出质量标准，并和全院及直接关系科室建立工作量联动机制，工作痕迹和利益链联动的利益冲突制，推动医院内部管理基本功的建立和完善。

第三，在现有组织架构中建立医院运营管理体系，帮助医院完善"战略、成本、绩效、质量"的全域运营能力，提升医院自己团队的能力，完成现代管理制度的有效落地。

对于医院治理，我从来没有奇招和捷径，我没有办法让医院一夜暴富，实现利润翻倍而费用为零，管理高效而人人守责。管理改革这个过程艰涩而枯燥，充满了管理者的坚守和各种博弈后的坚持。它需要我们医院管理者心中的灯塔长明，价值观坚定而清晰，从点滴改变，踏实前行。

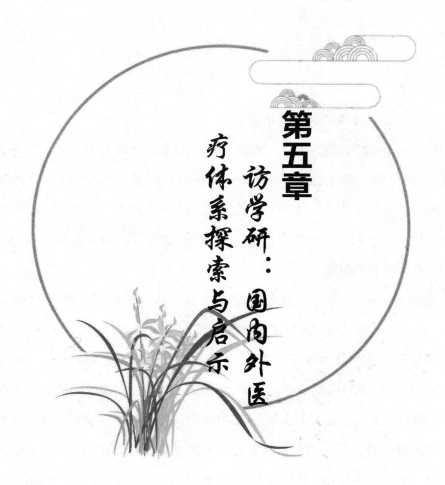

第五章

访学研：国内外医疗体系探索与启示

第一节　梅奥小镇随笔

1. 梅奥，一个令人快乐的小镇

Rocherster.MN，这是我第二次来到这个以 Mayo Clinic 为中心，宁静而美丽的美国中西部小镇。这次住在 The Kahler Grand，传说曾经是 Mayo Clinic 早期的病房所在地。古老、干净、舒适。进入大堂办理入住手续后，把行李放好便下楼了。因为是下午 1 点左右，到的时间比较早，所以有很从容的一个下午用来挥霍和倒时差。

走到楼下，一楼一个漂亮的银器礼品小店吸引了我，每一件银器的工艺品，闪闪发亮，静静地透着洁静亮光。小店内古朴的美国家具透着厚重的木质感，竟然还有类似中国明清家具的黄铜配饰，很漂亮。"Hello, welcome！"收银台后是一张白皙的、精细的、化着淡妆的脸庞，鼻上架着洁净的金丝眼镜，品质感极好的珍珠项链围在脖颈间，穿着很得体、优雅的淡色职业裙一套，岁月雕刻在脸庞上的年轮丝毫没有让你感到衰老的灰暗，明亮的、盛满笑意的目光霎时就让我浑身通透，一扫国际长途转机的辛劳。

在小店内短暂的驻足后，和美丽女老板道声"Have a nice day"后，步履轻快地走出酒店的大门。站在酒店门口，静静地仰视着眼前 Mayo Clinic 的 Ganda Building，足足有十分钟，看着 Ganda Building 大门口进进出出的人，三三两两，远没有中国医院的嘈杂和拥挤。身边每一个走过的人都满脸含笑，

"Hello""Hey"的招呼声、问好声不绝于耳。看着身边走过的人，我想，他们是不是这所医院的医生或工作人员呢？后来想想，一定是的，这个不足10万人的小镇，Mayo 的员工近 3.5 万人，还有全球慕名前来学习的，剩下的就是病人、居民，眼前走过的每一人都深爱着 Mayo 的给养，一个快乐的小镇。

2. 享受梅奥小镇的惬意与宁静

酒店位于这个小镇的中心，出门向左不到 100 米的地方就是这个小镇的商业中心了。谈起商业中心，其实也就是由一幢凹形建筑围成，中间有一个小喷泉、类似国内街心花园一般的小地方了。这幢建筑的正中间是 Shops，分三层，营业主要在 1 楼和 2 楼，经营一些女装，家居用品；主楼一边是一个剧院改成的两层书店，这个书店的梦幻蓝色屋顶是最吸引我的地方，犹如童话故事里一般。主楼的另一边是一个西班牙餐厅和一个卖鞋的小店，这个小店卖着中国可以买到的大牌，如 ECCO、UGG、CLARK，比起国内动辄好几千的价格，这里 100 多美金的价格还是比较亲民的，当然更亲民的是店门口季末打折品，只要 5~15 美金就够了。店里的营业员都是 70 岁以上的老头，热情、勤快、麻利还幽默，与国内老人 60 岁以后便退休、养病、养老的生活状况相比，迥然不同！

由于时间尚早和时差的关系，虽然是当地时间下午 2 点，但在国内正是深夜时分，因此，我们必须想办法让自己的身体和当地的时间合拍，否则，第二天的会议就只能昏昏欲睡了。于是，我们一群人便前往 Ganda Building 正门口搭乘免费 Shuttle，前往这个小镇的 Shopping Mall。美国是个车轮上的国家，这样的商业 Mall 往往远离居住区，没有车是很难到的。虽然不到 10 分钟的路程，我们一行人在车的摇晃下，开始小睡起来。下车后，在 Mall 里，大家丝毫没有购物和逛街的热情，本来说一起去 MACY'S 转转，可大家纷纷要求找地方吃饭，其实还真不是饿，而是大家想找个坐的地方眯一会儿罢了。

看着大家昏昏沉沉的，我就和我们的美国伙伴 David 打个招呼，将大家托付给他后，便自己出去走走了。

这就是我们到 hocherster 的第一天，我尽情地在这个 Mayo 小镇转，感受着 Mayo 普通员工的生活的地方，享受着这个小镇的惬意与宁静。

Mayo，一个大家觉得神奇的医疗城，我喜欢她，是因为她是一个娴静、精巧的小镇，拿一杯咖啡，静静坐在街头的长椅上，看着街头散落的行人，任阳光斜裁……今年的 11 月份，又将迎来几乎是专为中国人而办的 Mayo 全球管理论坛，每一年都有上百个中国医院的管理者到这个殿堂来膜拜或觊觎，你是行色匆匆，抑或是在晕乎的时差中来这个地方刷个存在感？但既然来了，花个 15 分钟早起的时间，试着和我一样，游荡在这样一个小镇，或许你会和我一样喜欢她，体会她的别样小腔调……

第二节　啥样的养老，能告慰逝去的青葱？

养老问题摆在我们这些中年男女眼前，时光流逝带走我们的青葱岁月的同时也把我们的爹娘、爷奶带入了人生暮年，这样的年岁被称之为金色年华，最美夕阳红。可只有经历过的人才能感受到如此的宣传是胡扯！

为什么说是胡扯，在暮年爹娘这最美金色年华里，儿女要不正在自己的人生最高峰攀爬，渴望独领风骚，要不正好刚刚从顶峰回落，开始思慕何以安顿自己的晚年和儿女，在这个时候，家庭的养老问题摆在那儿，于是我们开始思考如何赡养，何以承孝情？

1. 北京几大养老中心的见闻与心得

带着这样的思考，我和大家一起分享近来考察北京几大养老中心的见闻与心得，探讨什么样的养老模式能真正上心，让我们走进养老中心时能心生温暖而不是无奈凄凉。

第一家位于昌平的 X 康保险旗下的养老中心。该养老中心广受好评，以豪华著称，实地参访后感观如下：这是一家价格不菲而以饥饿营销法知名的养老中心，豪华指数 5 颗星，收费指数 5 星（不买保险者，入住押金 80 万元，月均住宿费、餐费约在 15000 元左右，还不含护理费；住宿费与户型大小相关）。服务指数待考，服务方面需要观察，新建中心、新装修、新设备、设计大手笔，全面体现豪华大气上档次；只是豪华，就是豪华！房间内家具家电一应俱全，配备的红外电子感应系统能快速监测到室内老人基本动态，功能设计先进强大！管理团队具有寿险销售背景，我不反感保险销售代表，但在养老中心的管理上体现人文化，我没有体会到。最让我不舒服的是，人们入住后很可能会成为全国 X 康优秀保险业务员的观摩对象，他们会来把老人当背景，让人参观和体验他们伟大的养老事业，使对他们的投资的指数上升，不过或许会适合享受出镜率的老年朋友们。还有一个缺点，说好听点远离市区、世外桃源，不好听点，那叫个远，远到把老人送到这个地方想出来的可能性下降。除了每年家人在逢年过节时把老人接回到家里与家人共享天伦以外，其他时间老人外出指数 1 颗星。

第二家位于天通苑的某养老中心，号称澳大利亚团队管理，优点是在天通苑社区内，养老院规模小巧，布局合理。外部环境指数 5 颗星，费用指数 4.8 颗星（押金 20 万元，月费约 1.2 万元左右，按房型有所区别，不含护理费）。实地参观后得知是由在澳大利亚工作过的经理来管理，护理人员的专业性看上去不错；老人数量少，有 10~20 人，室内布局偏紧凑，与第一家的相比就是五星级酒店和四星级酒店的差别，但室内功能性设计明显差于第一家，当我问如果老人在卫生间如厕时发生意外，你们通过什么手段能监测到？对方的回答很牛，说我们会定时和不定时的抽查。我再问，你定时和不定时的标准怎么界定，你们的护理服务怎么分级？对方答复了一长串：我们会要求去查呀，就是定时和不定时呀，护理服务呀，不分级呀，按老人需要的要求我们来提供各项服务呀……这里需要说明的是，这里的销售人员原来是房产销售员，可能是卖过别墅或其他高档住宅的。如果你们把老人放在这，就要考虑这个销售员的管理能力和定时与不定时的护理管理水平！

第三家位于双井东四环的某地产开发商的老年健康中心，该中心位于闹市。养老院整体外观无它，除了装修精致的门牌说明这里不便宜外就没什么特色。管理严，体现在当我们中午到地想参观时正好遇上老人中午就餐时间，直接给拒绝了，怎么说都没用，中午老人吃饭不可以参观！好说歹说才把我们迎进了接待处，但只能坐在沙发上不能到处走动。在接待处等候短短 10 分钟时间，一位老人与工作人员的交流吸引了我，那是一种很亲切、如同和自己家人聊天的放松，没有什么拘谨，拉着家常。而通过言谈举止表达出来的良好教养体现了那位老人的层次，这种感觉是不需要宣传的。至于收费和其他的布局等，都与第一二家大体相当，差距只是在押金上而已。我们简单问两句后没有进一步参观就离开了，因为如果入住老人不满意是无法体现出那种放松和亲昵的。在我离开时，饭后走动的老人开始多了起来，这样的感受让我们感到舒服。接待我们的工作人员不是销售，是客服主管，胖胖的丫头脸上带着喜庆与温和。不销售，不推介，很坦然很真诚。

　　第四家位于燕郊，某著名医院是金色年华养护中心，是广受身边老友好评，尤其是其宣传的天轨系统，被我们朋友描绘得出神入化。实地参观感受如下：这家养老院很气派，俨然一个现代化的居民小区，楼与楼之间的间距很大。如果要从小区内走到大门口，估计对老人来说有些难度。楼间的空地新种上了花树，等待能绿树成荫。因为有领导打招呼，于是有人带我们快速参观。室内实际环境时有两个户型：一居室和大开间。一居室我还真没看出养老房与普通商品房的差别来，非要有点区别，那就是一梯多户，人口密度显著大于商品房；大开间他们称为半护理区，有桌有椅有床有沙发。如果和前两家相比，那就是准三星和五星、四星的差别。在参观时有几个魁梧壮妇不断穿梭在我们身边。老人可在房间用餐，他们把食物直接送到房间；能自理的老人需要下楼到其他楼的二楼用餐。不过，这儿的费用是最合适的，可以评为 2 到 3 颗星，几千块就搞定。入住老人满意与否与老人是否携伴入住直接相关。

2. 要给老人提供上心的服务

综上，我谈谈我对养老服务的思考：

给老人最好的晚年不是用豪华来表彰，青葱逝去的暮年养老最重要的是体面和尊严。怎样提供老人有尊重、放松、品质的养老服务，为老人服务上心呢？

第一，养老，要根据老人的基本情况进行分类，来进行活动半径的功能设计。比如说，老人的生活半径小而功能全，在楼道里适当摆放的布艺沙发不只是美化环境而是让老人能随时坐下歇会。老人在楼层内能够完成用餐，尽量减少跃层用餐。

第二，给老人提供护理服务一定是有标准的，并不是完全人性化的，不能定期就定期或想不定时就不定时。

第三，养老，如何为老人提供一个平等交流的同层次的平台，让老人有朋友，有圈子，这是对老人尊重的最重要体现。

第四，养老，能为老人创造一个证明自己还有价值的平台很重要，可以让老人适当在院内互帮互助，当当志愿者，让老人干点自己力所能及的活。而且还要给点工作量，要求他们，相信他们。这样的要求激发的是老人真正的生存价值。

第五，我们自己必须要明白的常识是：孝情与养老是一面镜子，你今天在镜子这头，明天你就在镜子那头。家里老人的晚年是金色年华还是蹉跎暮年就取决于你！

对比这几个养老院，这样的对比只是感觉上的，无关乎于形，而关乎于心。心感受到的比眼睛看到的更真实。

第三节　日本医养介护观感之有农场、有幼稚园的养老院

1. 日本有农场、有幼稚园的养老院观感

"帮助长者找到活着的意义，给予长者有尊严的晚年"，这句话看着平平，站在这个把"幼稚园、农场、养老院"整合在一起的养老机构，眼前这个个头不高的理事长就像是一个普通农民。"因为农场的作业人手不够，我也兼着园丁，所以往往有时候会忘了我到底是个理事长还是个农民。"他的话引来我们笑声，在那笑声里，透着大家对理事长的敬重。

这个农场种了数十种水果和蔬菜。所有的水果都被刻意地修剪到 60 到80 厘米的高度，这样，幼稚园的小朋友就能参与到劳动中来，而且还能一边劳动一边摘水果、蔬菜吃。我们希望让幼稚园的小朋友知道粮食、水果从哪里来，哪些能直接吃，哪些不能。有一次，一个小朋友蓝莓吃太多了，回家后排便都是黑色的，家长吓一跳，后来大家都知道了原来吃多了蓝莓大便会变黑。我们还会邀请幼稚园小朋友们的爷爷奶奶来当农场义工，这样，爷爷奶奶在农场干活时，小朋友们就围绕在爷爷奶奶的身边，这样的天伦之乐是我们想找寻的。一来解决了农场人手不够的问题，二来也真正给了孩子们最好的教育。

农场里的土地，都分成块管理，幼稚园每个班都分有自己的自留地，从

翻地、播种开始，所有的劳作小朋友们都要参与进来，这样他们就能学会珍惜果实，知道劳动的辛劳。

穿过农场，来到幼稚园，如果说在理事长的介绍中还会想象幼稚园的小朋友都是五六岁左右的话，那眼前这些两岁的小朋友彻底萌呆了。我们进幼稚园的时候，小朋友们正在上课，老师用钢琴的节奏带着孩子们在地上翻滚，每三个孩子就由一个阿姨在旁边防护和指导，大家一起有节奏地做背部翻滚动作。看着我们进来，孩子们也不怕生，还会朝我们挤着眼，但仍然和着老师的节奏一起完成着各项动作。整个幼稚园都是木地板，进去要换拖鞋，地板干净得能照出人影。整个幼稚园是平层布局，南北的朝向，自东向西一字排开，最东头是 2~3 岁孩子的教室，到最西头的两个月左右的小宝宝教室，前面是有足足 50 米长、3 米宽的长廊，我们走在长廊上，看着教室里的小朋友井然有序地上着课，长廊外是宽阔平整的操场。"这里所有的地板，小朋友们要自己擦"，理事长指着廊下被洗得雪白的三四排抹布跟我们说"要求小朋友们跪在地上，用布擦拭。这是孩子们早上起来的第一项任务。"自东向西，约有五六间教室，每一间都是洁净如新，没有我们国内幼儿园的课桌什么的，每一个小朋友只有一条"盒子凳子"，兼着桌子和凳子的多种功效。不用时，这些"盒子凳子"被整整齐齐地沿着墙边摆好。

我们推开最西头两个月婴儿的房间时，正逢三个肉嘟嘟的小朋友在酣睡，在旁边一个阿姨手上正在整理洗净的小衣服。阳光从窗户里透进来打在阿姨的脸上，宁静而祥和，那一刻的感觉温馨极了。

理事长招呼着我们往养老院走，我们穿上鞋，沿着幼稚园向下走时，西头刚在睡觉的一女婴醒了，阿姨抱着她在窗里和我们微笑打着招呼。没有任何犹豫，我走上前去，抬手拉开了纱窗，伸着手迎向阿姨，阿姨也没有犹豫，微笑着把女婴小心地递我怀里。大家被这胖嘟嘟的小女婴给萌化了，在她肉嘟嘟的小脸上亲了两口，恋恋不舍地交给阿姨，怀里的那丝柔软一直都在，暖到心底。

这时，又遇上刚刚在上课的两个班的小朋友们下课了，他们自己拿着鞋在屋檐下的台阶上坐着，麻利穿好，老师用一根粗粗的布绳牵着他们，一个一个，仰着脸和我们打着招呼，奶声奶气。这些随行的爷爷们一个个都被钉住了，停下来抱抱，亲亲，闹腾了好一会，如果不是时间关系，相信大家都舍不得走。中午是这些小朋友们到农场活动的时间，一时间，农场里就跑满了这些娃娃们，欢乐的场面就那么生生动动地展现在眼前。理事长指着农场里的长颈鹿向我们介绍："长颈鹿代表着集合点和帮助点，当大家遇到问题需要求助时，就会到长颈鹿边上去。"回首看着农场里星星点点的孩童们，我们似乎忘了是来参观养老院。

到养老院后，理事长把我们请进了会议室，一定要给我们介绍他们的介护理论——"水分理论"。"水分理论"的最经典解释是：当一个长者对别人的问话没有反应时，这时表示长者可能缺一瓶水。通过每天至少摄入1500毫升水，能帮助老人更好解决代谢、激活细胞等多种问题。在这里，每一位长者的摄水量都有翔实的记录。会议室墙上的表扬状显示着这个机构受到的认可程度。

之后，理事长带我们继续参观。到中午了，到了用餐时间。"我们这里的餐食了承包给做得好的餐饮公司。对于营养餐的配比，我们做到量化、精细化到每一个人"，理事长拿着写着名字的餐牌向我们介绍，"来到我们这里的长者,都是高介护级别的长者，他们这一生剩下的日子都可能将在这里度过，所以我们不仅要让长者得到有尊严的照护，更重要的是让他们感受到活着的意义。每天下午的活动，我们会安排小朋友到这里来给爷爷奶奶们带来欢乐，我们每年还会安排长者们去祭奠他们的先祖，让他们感受活着的意义。""我们提倡老人有自理能力，比如只要长者能站立 5 秒，我们就会用助步器让他慢慢走，如果不能独自站立，我们会鼓励他们一点点试着站。""每一个长者都要会自己吃饭，长者们都有定制的口腔或手部操，进行功能训练。我们也不提倡给老人用尿不湿。水分理论的应用让我们机构的长者都不用尿不湿。"长者们围桌而坐，脸上的表情平静而温和，介护工作人员穿行其中，井井有条。

这个机构最多能收住 60 位长者，介护人员数量 24 人，行政人事 1 人、工勤 1 人、园丁兼司机 1 人。没有保洁、没有其他的行政工勤人员、没有护士和护工的分别。医疗保障和当地的医疗机构合作，每周来两到三次巡诊。

临别，车开出老远，理事长深深地鞠躬送着我们，大家依依不舍。

日本"自立援助型"的养老介护模式的确冲击着我对于养老的理解。给老人一个好的环境，好的护理，吃好、喝好就可以算是养老不错的模式，如果需要更精细一些的照护，多半还是要请一个护工或小时工的。即使如此，像北京这类的一线城市，护工和小时工的专业水平仍然不足，对老人只能做到简单的照看。相比于日本的养老照护，他们在程度上，人性关怀方面，精神慰藉层面都要做得更好。

"更加尊重人活着的尊严"，这看上去是简单的道理，但实践起来却是不易。往往对于老年人来说，他的尊严不是豪华的五星级酒店式的房间，更重要的尊严可能仅是不用穿成人尿不湿，可以自立行走，有自理能力，哪怕是自己走上几步。而就为了这看上去微不足道的一点点改变，日本的养老专业可谓是潜心钻研，从功能训练到水的摄入及营养餐的每人设计等等。

2. 日本医养结合式养老院对我们的借鉴意义

筑波学园病院及介护老人院并设的医养模式对于我国目前由医疗机构创办的养老院有很好的借鉴意义。我们一行在筑波学园病院的参访受到了藤泽理事长，以及副理事长、院长的盛情接待。其实医院的参访不属于这次的重点，对医院部分的了解只是在理事长、副理事长、院长组织的洽谈见面会之后进行。

当然，一楼的门诊部分是我们一进门就能见到和感受到的。一楼的机器人特别喜人，这家医院是日本医院里有机器人咨询服务中的一家。机器人能很自如地和人进行对话，回答问题，很受患者尤其是小朋友的喜欢。值得推荐的是，他们把门诊台的前板设计成折叠病床的箱体式，每一个门诊台的前板都可以打开成一张临时病床，这个设计很有作用。由于日本是个自然灾害多发的国家，医院在灾害发生时的紧急求助应急设置就显得尤为重要。

简单参观医院部分后，我们来到介护老人院。这是一幢三层建筑，4246平方米。我们在这个养老院每层走了一圈。整体印象是：如果从设备的豪华程度上来说，这家养老院的设施谈不上豪华，只能说很简陋，但极干净。公共区域规划合理，都是大开间，便于老人聚在一起训练和看护。卧室部分也是典型的日式布局，没有那么多的家具，小小的房间，只有一张功能床，简单够用的家具。卫生间也简单，但功能都特别人性化。

我们去的这家养老院，长者都集中在一楼大厅，不像国内的养老院里的老人，往往都是待在自己的房间，如果想需要得到更好的照护，就还需要家属另外请护工和保姆，这点在日本不多见。国内的高端养老院，拥有比较好的硬件和软件，但总让人感觉少那么一些东西。比如说，我先生的奶奶就住在我们精心挑选的国内著名高端养老机构恭和苑，养老院首先在市中心，而且人性化管理程度还算比较高，设施完备。但仍然有那么一点缺陷：某天中午，我去养老院看老人，在餐厅并没有见到老人。于是我到房间去，看到奶奶正坐在房间的写字台前吃着午餐。我问："您为啥跟这吃饭哪？"奶奶说："我不愿出去吃。"细究之下才知道，奶奶和别的老人闹矛盾了，就找个理由不出去吃了。于是我问前台护理员，护理员回答说："奶奶不愿意出来吃，就想在房间吃，所以……"

其实把老人集中一起的看护和训练，可以是更好的节约人力，而且也更透明保证看护质量，所有的操作都在可视环境中。更重要的是让老人融在人群中，避免孤独。养老服务业不仅仅是服务于老人，更要有专业能力引导和管理老人，这比对老人言听计从要来得专业得多。

看着眼前两位护理人员同时护理两位老人。上午是养老院为高介护级别的老人洗澡的时间，洗完澡后会要将他们的头发和脚吹干，护理人员把洗浴完的老人推在一起，集中一起吹干头发和脚。护理人员就那么蹲着，仔细、专注地给老人吹干着脚部，这令我似乎感受到了那股暖风掠过。这样的场景，能清清楚楚地让老人感受到群体的温暖，而不是独处的孤单。

是的，如果说侵蚀老年岁月的主凶是疾病的话，那么，孤独一定是最大的帮凶。老人蜷缩在屋子的一角，即便是养老院豪华房间，又能怎么样呢？要知道片刻的欢娱可能给老人带来半月甚至更长的欢乐。短时的聚会，简短的探望，都将成为老人寂寞长夜里用来重温的回忆……所以，在这个问题上，对于某些长辈的某些做法，我无法宽容。我还是喜欢一家吵吵闹闹的大家庭生活。在这样的热闹和吵闹中，外公外婆度过了他们的晚年。每天晚上，我们都要到外公外婆老房子去围坐一圈，既看老人，也聊些家长里短，大家一起在外婆家吃晚饭，直到夜深了才纷纷离去，偶尔还遇上个赖皮的，闯祸躲打的，就干脆赖着住一晚。外婆常常说的就是"欠你的哟"；周末过个节什么的，更不用说了，外地的大舅一家肯定回来，大家一起肥吃肥闹，干活多了的抱怨有人偷懒，偷着懒的顶个小嘴说干活有什么了不起，我多出钱呀……这样的天伦之乐是我记忆中弥足珍贵的。

随着社会的发展，养老成为一个社会产业已经是必然趋势。但在这个必然的趋势中，在日本，我感受到同样是花钱买服务，有不一样的人性化。我感受到了成本与质量、质量与尊严之间的平衡。他们使这种平衡来得这么自然，让我们肃然起敬。

我们到养老院的时间是 11 点左右。在一楼的餐厅里，老人们正围餐桌而坐，在训练师的带领下一起在做着口腔体操。理事长向我们介绍，餐前的口腔训练是高介护级别老年人的功能训练里的重要部分，餐厅的老人大部分是需要自己独立进食的。做完了口腔操，护理人员会帮老人做好准备，发好餐具，围好围嘴什么的，坐在餐桌边准备用餐。他们的餐食是外包出去的，有专门的机构为老人准备个性化的营养餐。

为了不打扰老人用餐，我们接着参观了供老人洗浴的洗澡间。日本富含温泉，温泉的配置是很正常。洗浴设备根据不同的介护级别设置，完全无自理能力的用可升降洗澡机，由两人操作，帮助老人洗浴，一般在上午的时间完成；有部分自理能力的老人，可选缸浴、淋浴、温泉汤池等，一般安排在下午的时间，有护理员陪同的时候完成。在这家养老院，因为介护级别比较高，独立的房间内不设洗澡间，洗澡都是在护理人员的陪同下，在规定的时间完成，虽然这样隐私没有得到保证，但安全性得到比较高。在自理能力丧失的前提下，隐私和安全相比，相信安全更重要吧！

这个养老院依托于医院而建，医疗问题可以得到有效的保障。养老院的运营资金主要还是来源于介护保险。据理事长介绍，人力成本也是老养院的重要成本。

日本介护保险即长期护理保险，日语中的"介护"包含综合身体照护和家务服务的双重概念。介护的最终目的是为了保证国民有尊严地过自立的生活。具体内容有居家介护、设施介护服务和费用承担等。介护需要有一定标准，比如认定的实质要件、形式要件以及第一次认定和第二次认定等。20 世纪 90 年代日本针对高龄者护理制度进行了改革，于 1997 年制定并公布了《介护保险法》，目的是对那些需要在洗澡、排泄、进食等方面进行护理的老年人提供护理、技能训练、看护及疗养等综合的、多样化的服务。介护保险将养老与护理进行了有机的统一。

保费标准：40 岁以上人群可以开始缴纳介护保险，40~64 岁的人群由政府承担 50%，个人和单位承担 50%；65 岁及以上由政府和个人各承担 50%。具体来说，根据收入水平的不同，介护保险将人群分为 6 个等级，收入最低的等级只需用缴纳标准保费的 50%，收入最高的等级需要缴纳标准保费的 150%。

赔付额度：65 岁以后如果有护理需求，可以在进行等级评估后接受护理，个人只用承担费用的 10%，其他 90% 由保险给付。根据个人身体情况不同，保险将老人分为 7 个等级，从轻度到重度分别为需要支援的 1~2 级和需要介护的 1~5 级。根据等级的不同，其月度支出上限不同。支援为每月 5~11 万日元，介护为每月 17~40 万日元，超出部分自费。

2000 年到 2011 年间，介护保险总支出持续快速增长，从 2000 年的 2019 亿日元增长到了 2011 年的 5787 亿日元。除 2006 年以外，每年增速均显著高于同期 GDP 增速。

关于养老问题的研究与探讨不仅仅是一个产业问题，更不仅仅是一种商业模式。虽然目前国内的养老产业如火如荼，但是，服务能力的空心化问题是我们需要正视的。养老一方面依赖政策的支持，尤其是支付体系的落地，另一方面更重要的是以"延续临床护理转化为社会护理服务能力的专业落地"，护理服务将是支撑养老服务的内核，而其中更重要的是服务人性化的思考。

养老产业注定是一个朝阳产业，但我相信它也不是一个暴利产业，这个行业需要大家用心、用爱、用公益的态度一点一点去慢慢温热。让我们一起探索有尊严、有温度、有情怀的养老事业。

第四节 让"医疗专业精神"成为信仰

1. 医疗专业精神的挑战与反思

什么是医疗专业精神？不同的社会，文化差异所带来的理解和解读的视角也不一样。近 40 年来，中国经济发生了翻天覆地的变化，但相应的文化成熟性和稳定性尚未形成，"医疗专业精神的核心载体——医生们"又匆面临着资本涌入，高科技、智能化和老龄化的多重挑战。看着台上的梁嘉杰医生侃侃而谈，他自信、从容、笃定、思辨的气度满足了我心底里对于理想医生职业化画像的所有期望。我在想，我们中国的医生离这样的职业画像还有多远？

医疗管理面对的挑战是持续交替的医疗信息不对等，而不对等的核心无非是趋利动机。医疗专业精神强调的是病人利益优先原则，而病人利益优先的前提条件是医生的日常利益得到有效的保障。否则，医生借助于信息不对称而产生的趋利行为则是一种必然。

医生的利益问题向来是医疗管理的核心难题。比如说，以保障患者利益优先原则为目标，把 DRGs 作为医保控费的重要工具时，直接带来的风险则是临床医生选择高标化诊断的问题。当医生用信息优势来包裹其本身利益诉求时，其结果一定不是患者利益优先，但却是不可知的不优先而以优先的形式表现出来。那么，医疗专业精神在哪里？

中国的医疗问题的复杂性和中国的幅员辽阔、经济不均衡和地域文化背景的复杂交织在一起。不同地域的医疗技术水平完全不一样，从业医生的资历和背景也不一样，不同的经济发展水平区域的医生对医疗专业精神的认知也完全不一样。而这背后，也很难找到一致性的规律。系统提升医疗从业者的专业精神真的是一道需要持续思考和讨论的难题……而正因为难，才体现出我们肩上的责任和坚持的价值。

2. 共生：AI 时代的医学技术腾飞与医疗专业精神的传统回归

科技让未来更美好，融入科技的医疗技术让未来更美好。未知的世界让我们充满好奇的同时也充满了迷茫，甚至恐慌。在面向未知的未来时，如果信任是已知的，互利是契约前提和值得坚守的，互助的美好将一路温暖着迈向未知未来的你我。

当下的时代，科技高度融入医疗各领域，远程技术支持下的远程医疗，远程 ICU，家庭医疗场景应用等。高科技正在改变传统医疗，改变未来，让未来的医疗向着精准化、个体化、数字化发展。尤其是当达·芬奇这样的手术机器人技术引进来后，AI 诊断技术的变革，Google、Amazon 这类超级科技公司的加入，医疗的边界将变得越来越宽泛，而医疗的场景也将变得越来越模糊，带来的教育挑战是，哪怕像哈佛医学院这样的顶级学府都很可能无法快速传授给学生最新的知识。而教授学生如何可持续获得知识、掌握知识的能力，以及如何面对未来飞快变化而掌握处理不确定性的能力将成为新型教育的挑战。

在 Roberts 的讲演中，科技更新深刻影响医疗技术的发展，从而影响教育的创新成为一种必然。而同样的，在科技高速医疗技术发展的进程中，更深远的影响是医疗技术和服务边界模糊，从医院作为医疗技术的主要场景到家庭甚至多地；医疗主体从传统的医生和患者的直面沟通模式到机器人医生或电子屏技术与患者的人机交互模式；医疗中的主体责任也随之变得模糊而有了争议的余地，这个争议更多的是关于医疗伦理的，和对医疗专业精神的反思，比如汽车行业的无人驾驶技术在面临无人驾驶汽车撞死时，谁来负责的争议一样。在关于伦理层面的讨论时，梁嘉杰院长切入了医患信任危机的背景，社会契约应成为构建医疗专业精神的基础。

香港大学医学院副院长梁嘉杰说，医疗专业精神是一种信仰体系，而医学院很难对此进行教授和评估。但这种信仰体系能对当时传导正确的价值观，引导其行为，建立其在专业领域内的地位和核心竞争力。

医疗专业精神强调病人利益优先的原则，病人得疾病时利益优先的前提条件是医生的日常利益得到有效的保障，而这里的医生的利益不只是经济利益，还有社会地位等。为什么必须成为信仰体系的医疗专业精神是以社会契约为基础呢？社会契约涵盖着契约自由、利益平衡、互利或多方权利义务关系、功利性和理性等要素；而利益平衡的基础前提却是从保障私利开始。为什么重拾信任需要回归传统，重拾社会契约呢？因为，社会契约中的信任、互助的前提是互利，而互利双方的契约形成的前提条件是保障一方私利建立的利益平衡，为了谋得更好的利益而建立的交易行为（经济和伦理行为）。当然，自 17、18 世纪盛行的社会契约构建了西方政治制度的基础，其理论的演化和复杂程度，对法律、政治、社会的深远影响远不是我这样说说就能概括的。

当梁嘉杰院长说出"信仰体系"时，我笑了，把医疗专业精神当作一种信仰，这样的话也只有放在普通法背景下的香港，才会真的掷地有声，而不是说说罢了的笑话，更不是以道德或正义的名义，或饱含情绪而高喊的口号。

把医疗专业精神放在以社会契约为基础条件上，医疗专业精神要应对科技融入医疗技术后带来的医学腾飞的挑战时，执着于医疗专业精神的信仰才能让医生群体在面对高技术背后可能衍生的高利益和高风险冲突时，更具有审慎精神。融入契约精神的医疗专业化精神才能让医疗服务其本身更富有理性的人文关怀。

　　向左是医生对医疗专业精神的坚守，向右是飞速发展的未知的先进医疗技术，这样的互利共生，才是医学界最珍贵的礼物。

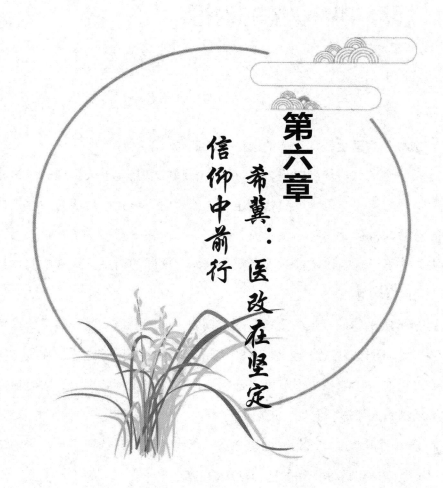

第六章

希冀：医改在坚定

信仰中前行

第一节 学医，是你最棒的选择！——与 2015 届高中毕业生的对话

1. 选择了当医生，那么你的选择是最棒的！

这是一个信息爆炸的时代，各种消息、新闻以其看上去合理的逻辑充斥着我们生活的每一个角落。我希望通过这篇对话，与和最具活力的你们有一个平等对话的机会。面对各种"报考医学院校人数下降""学医是人生的最大陷阱""不想从医学院校一出来就被杀死"这样的消息，我希望同你们从另一个角度来沟通！

这个暑假是你们人生中最精彩的假期之一，刚刚结束紧张高考，马上迎来大学生活，还有那段温暖青涩的高中恋情，未来人生鸿鹄之志的血气方刚，豪情万丈！在这样的一个季节里，分别的忧伤连清淡都算不上，取而代之的是对未来满满的憧憬和向往。未来的世界对于你们来说是多么的五彩缤纷！

在繁忙的报考选择之后，如果你选择了医学院校，选择了当一个医生，那么我要坚定地告诉你，你的选择是最棒的！

2. 学医的价值决定了它是精英的科学

有专家说，现代的教育培养的是"精致的利己主义"，那么我们就从"精致的利己主义"存在为前提，讨论学医的价值。

第一个观点，我不回避利己主义！我也愿意支持先独善其身后而达济天

下的"精致利己主义"！从这个角度来说，学医可以直接帮助的是我们自己，我们亲爱的家人，还有和你以生生世世相许的恋人！假设，消息和新闻报道的学医的人数下降，大量医生离职等等是真实的话，那么想想岁月荏苒二十载光阴后的那一天，当你们的父母老去，你的爱人、孩子遭遇病痛时，面对逃离一空、医生寥落的医院，你将置他们于何地？置你的爱恋、孝情于何地？大胆地说出来：为了20年后老去的父母，中年的爱人，幼小的儿女病有所医，坚定学医！

第二个观点，作为初涉世事的新公民，当我们面对世事的是非、灯红酒绿的热闹，以及未来将铺天盖地向我们涌来的各种精彩、诱惑时，我们以一种什么样的能力来面对这变化多端的世界？又如何避免陷入人云亦云的陷阱？具有理性的思辨精神从而掌握一种"独立的思维能力"，人生很主要的生存能力！那么，我们要学会的第一个能力不是凑热闹的能力，而是"孤独"的能力！

什么是"孤独"？它不是孤僻和桀骜不驯，更不是消极和与世隔绝，它是我们在喧嚣现实中保持的一点距离；它是我们能淡看纸醉金迷、名利沉浮，远离酒肉朋友而享受"采菊东篱下，悠然见南山"的那丝清澈；它更是我们保持清醒，拥有内省空间的豁达和清明；更重要的是，在这样的孤独冷静中，你会有时间和空间去思考，去分辨，去厘清什么是"真正的民主"和什么是"危言耸听的民粹"，各种言论背后的目的到底是什么？有了这样的辨识力，你就会在滔天的信息中找到自己的坚定与从容，而不为各种力量所左右，陷入迷茫！

是的，学医的确难，难如李白的《蜀道难》中的千古佳句："蜀道之道，难于上青天，使人听此凋朱颜。连峰去天不盈尺，枯松倒挂倚绝壁，飞湍瀑流争喧豗，砯崖转石万壑雷。"其险也如此！如此之境，敢问君欲凋颜把家还，抑或敢于蜀道行而战青天，尽览连峰枯松绝壁险秀，仰天长啸痛饮喧豗流瀑泉，岂不美哉、壮哉！自我而始，为医生正名，不为良相，愿为良医！这是一代天之骄子的胆识与责任！

第三个观点：人，是这个世界上最精密的仪器！生命是上苍赐予这个世界最珍贵的礼物！自呱呱坠地到垂垂老矣而终去，我们都离不开"医院"和"医生"。假如说老师是离灵魂最近的人，那么医生一定是离上帝最近的人。医生研究的是这个世界上最精密的仪器，探究生命的无穷奥秘，开展"疾病"与"健康"地对搏！医生将无尽的认知疾病，找寻健康密码，从而承担生死之托。更何况人体岂是"眼口鼻手脚四肢、心肺胃肝肠"这么简单！

在生命这个海洋里，以身体为载体，承载着我们从何来、到哪去的无穷奥秘！生的绚烂注定不是生命的全部，死的神秘通向更未知的宇宙！这样的职业，这样的科学，注定只是精英的科学！

如果你是精英，你岂能错过与生命的一场爱恋，这足以让你倾尽一生去探索！更何况，你还将用高超技艺与死神搏杀，当你殚精竭虑地从死神面前抢夺出一条生命时，这时的你能畅享酣畅淋漓的人间大爱！那一刻，你代表神！而有能力承受这样的尊敬和膜拜的职业，也只有医生！只有一个好医生才能享受如此至高无上的礼遇！

也许，以上三点并没有从实惠和收益的角度来讨论点学医的现实价值。孩子们参加高考，在选择学校的隘口，我不希望医生是被刻意排斥的一个职业。虽然当下的医疗环境、行业有这样或那样的问题，虽然改善仍然艰难前而鲜成效待期，然则我仍然坚持认为，学医是未来最有价值的专业，没有之一！尤其是在当下大家对医疗环境抱怨，学医率下降时，医生资源将成为精英资源，将会更加受到大家的尊重与认可！

学医，不会让你的辛苦和才华被淹没！

第二节　既是套路，何来相煎？休谈道德！

1. 由"人咬狗"之"奇"所引发的热闹

某台的一把火燎了天，烧得医疗圈怒气腾腾，骂街声、口水声，此起彼伏。央视为何点火？"意欲何为，其中必有深意"的中式"阴谋论"于是开始推演，总之，这潭水开始变得高深莫测。"揣圣意，猜天听"的套路也有了各种推理，霎时间，总之是热闹非凡。

本想只是搬凳子看个热闹，奈何还是耐不住寂寞，加上长途飞行的时间，不能白白地浪费，于是凑个热闹也无妨！

新闻的核心是"创造人咬狗"的事件，也就是"奇"，"奇"就是新闻；新闻也可以揭黑幕，总之，博人眼球和关注，再来个鼎沸，尤其是民生类的鼎沸，肯定就是个好事件，好新闻！

2. 由"奇"之新闻联想到的场景

新闻逐"奇"的逻辑不假，但此事总让我想起了这么一个场景：

古代农村，没几户人，生活用品的买卖是一种纯原生态的方式。比如说：村东头有个肉铺，卖肉的吴老头长年守个肉摊，过年要吃肉的多了，价高点；平日里，吃肉的少，价格贱点；倘若年节时又遇着个哪家红白喜事，价更高些。村西头有个喇叭队的，他家有敲锣的，吹喇叭的，反正就是走街串巷，谁家有个红白喜事都愿意请上他家，来个热闹。

县上给村里派来个村老爷，村老爷说，肉价咋能瞎动，尤其是年节，家家户户都得来点肉，这肉价不能涨，一定要保持肉价不变，甚至更低，以确保家家户户都有肉吃。于是，卖肉的吴老头愁了，他一合计，这咋办？越到肉不够时越不能涨价，甚至还得降！吴老头想，肉还是这些肉，咋能多卖几个人，价格还不能动？琢磨了一晚上，俺往这肉里打点水，这样一来肉蓬多了些，能多卖点钱！

于是，吴老头就这么干了，可不久，就被村民们知道了这个秘密，大骂这吴老头有多缺德，告到村老爷，村老爷急了，想法要处理这个吴老头。于是，师爷给村老爷支个招，一家卖肉，总是不行，再扶持个卖肉的，这样肉就多了，还可以互相斗，可获得渔翁之利。村老爷一听，这事靠谱，于是让村口的智力障碍者也开个肉铺，鼓励智力障碍者降肉价，谁的价格低，就让村民上哪买。智力障碍者的肉铺开业时，师爷还特地请来了村西头的喇叭队，好好热闹了一番，喇叭队街头巷尾转了一圈后，村头村尾家家户户都知道有了个智力障碍者肉铺，而且肉还便宜。这一来，果然，肉价真的就降下来了！村老爷和师爷很是酸爽！

可时间一久，村民就发现，这智力障碍者卖的肉和吴老头卖的肉都差不多，价格是低了，可这肉都水叽叽的。村民们又吵吵着骂到村老爷那，让村老爷一定要做主！村老爷一想，这智力障碍者肉铺是自己个让开的，不能擅动，但也得敲打敲打，村老爷和师爷关门捏胡子一合计，喇叭队的作用要发挥，让喇叭队街头巷尾说，卖肉的要讲良心，不能卖打水肉，要有道德，另一方面一定要增供应，抓质量，建立个肉质评价和招标标准，给肉按分质量来分级，给肉摊也要评级，根据质量定价。于是，村老爷和村师爷开始一边引进肉铺，一边招人手，来定标准，建招标。如此下来，村里卖肉的开始多了起来，肉铺按照评价标准，越建越豪华，肉的质量也开始分成好多个名堂，有机的，没机的，有神的，没神的，圈养的，山养的，无数种，价格开始变得高高低低，反正什么样的都有。村里开始想着法在评级，建标准上收点管理费啥的，支付评级的人工费。接着肉变得多种多样起来……村民们这样就真的傻了，买个肉彻底不会了，级别不同的肉铺肉价不一样，村里还有肉补，而且肉补还不一样；各种肉，各种补，变得越来越复杂。

吴老头想怎么扳回局面，于是细琢磨，最快见效果的方法是，让家家户户都得记得自己才是最早卖肉的，老牌子的肉就是好？怎么才能让大家认可呢？吴老头的屋里人说，还得让村西头的喇叭队走街串巷来那么几回，这事大家就都知道了。于是吴老头带了一个老大的猪后腿找村西头的喇叭队求帮助。喇叭队收到这大后腿，很是高兴，说："我给你家策划策划一下，让大家去你家买肉，不光得说你的肉好，而且还得想法说别人的肉不好，这多好。"吴老头屋里人一听，喜笑颜开，这后腿给的值了。

果然，吴老头的生意就那么一下好了起来，同时其中保密约定全村人尽皆知：喇叭队收一个后腿就可以走街串巷。于是，智力障碍者、王狗子等等这些卖肉的纷纷效仿，反正就是让喇叭队走街串巷就有生意嘛……慢慢的大家还发现，喇叭队说你好，说你不好都可以用猪后腿、猪头这些来解决，无非就是谁给得多就好使。倘使，智力障碍者给一猪后腿让说王狗子不好，那王狗子可以再外加个猪头说智力障碍者就是没道德，专卖注水肉，而且吴老头也有过卖注水肉的不光彩历史，不可信。一来二去，卖肉的生意不说，可这喇叭队的买卖倒是活泛了起来。

直到有一天，喇叭队开始六亲不认，走街串巷给大家公布了一个内幕，村里卖的注水肉盛行，严重危害了村民的健康，卖肉的没个好的！而且还顺手普及了一下"什么叫个注水肉"！

瞬间，民怨鼎沸了……天杀的卖肉的……

这个时候，喇叭队收的猪头、后腿、整猪都湮没在鼎沸里，无人问津。

村老爷和师爷合计，开始磨刀，以申民怨。

第三节　由"飞刀传说"说开去

"飞刀"（以下简称：飞刀），一直是中国医疗江湖中神一样的存在，却鲜有在正史中有记载。所有台面上的政策、文章都对此避而不谈，主流电视剧也只是作为一个场景一带而过，不做深究……洋洋洒洒的飞刀江湖中，自有刀客无视主流任意驰骋并笑傲江湖，你会发现制度也好、政策也罢，甚至最小医院内、科室内的管理措施，都是围绕着它而绕开着它，所以说，飞刀是中国医疗江湖神一样的存在。

1. "存在即合理"的背后逻辑

飞刀的存在有各种各样堂而皇之的理由和依据，不管从"全心全意为病人服务"还是"全心全意为临床技术服务"，包括眼下时髦的"医生集团"，仍然只是飞刀江湖的一次名词转释罢了。飞刀体系是个以学会或专科技术为主干的长佬门派系，学会、进修是建立飞刀流转的主要途径；飞刀规则通常是由进修后的小弟回到当地向进修或本学派内上级发起飞刀需求，然后，刀客乘各种交通工具而来，潜入院中完成相应手术，拿到相应手术费后走人。这个过程，在医院管理中基本上了无痕迹，不管是手术记录，病历，还是费用的收取。最直接的付费方式就是由病人塞信封，现金直付。

这样一来，基层医院从所上三甲进修提高技术到请三甲医院专家来院做手术的通道完全建成。通常，请北上广大医院的大夫做手术，对于患者和基层医院来说，似乎都是有益的。支撑多方收益的格局的背后其实是多方利益共赢格局。飞刀专家拿手术红包，基层医生拿耗材提成，医院享有患者及医保收益。

现在的医生集团似乎可以改变这些，至少将诊疗流程的台下模式转到台面上进行学科合作，诊疗行为的合法化表现为医疗行为能有效体现在病历等诊疗记录上。费用的发生，可以从医院层面统一收取，医院方再支付给医生集团，不过也给院方带来收费和院方支付了交易成本上升，因为一入公账即有费用，公对私付也涉及各项费用嘛……

假设医生集团与医院合作模式为合理合法的话，那么，医生的手术费的定价面临怎样的调价呢？假设，医生个人收入的绝对值不变，那么，相关费用的发生从哪调整？这部分费用是否纳入医保报销？如果涉及高值耗材类的手术，从高值耗材方获得相应收益来进行补偿费用缺口是否合法？

2. 指因环境直面飞刀的道德属性，如何走向合法化？

不要一谈红包就说道德，个人的道德行为和制度相关，广泛的红包现象其实是制度缺位下的反射。管理的改进需要对规则制度的变革，而不是道德的口水战。道德口水战的背后其实往往有着不可告人的目的。

飞刀的合法化是解放医生生产力的一个重要标志。因此，医生的身份，执业的属地合法，医生的流动规则等亟待破冰。身份问题不是简单的解放就能解决的，也不是单单把医生逼成个体户，个个都能开门诊能解决的。人在组织之内，靠组织庇护而转瞬就能闯荡江湖，这往往不是一朝一夕的事，胆更大的带着胆大的，再借点学政两界影响力，扯一把大旗，许以长林军之梦，或许就是目前常态。

医学技术内是典型的等级森严领域，学术权贵所构建的阶层生态不比其他社会领域的宽松，在这个领域内想要折腾点事的，往往都不是一般人物，出身、流派、等级等都是重要因素。于是，有了阶层和等级的模糊概念后，相应的匹配就变得世俗且高不可攀了。大鳄资本对大牛专家，土豪财团狂敛各级医疗机构，如一年收购达万张病床等。这些哪是小门小户出来的普通医生等能看懂的。

资本、土豪、大牛专家们的大起大合和高举高打之后，我倒希望各路土豪们能用真金白银来补贴这其间的各种费用，能优化诊疗流程、改善就医体验、提高医生待遇、保障患者用药、手术待遇，且降低医疗费用，还有更重要的一点是，千万不要向"捉襟见肘的医保资金"打主意。医保资金保障的是对基本医疗有切实需要的底层百姓。

目前，我很少看见不打医保资金主意的各路土豪财团的医疗机构（民营、公办民营、实民名公），相反我还是比较欣赏高格调的和睦家、美中宜和、百汇等为代表的高端医疗机构。我真切地认为，不打医保资金主意的民营医疗机构是医疗市场乱象中的一股清流。

我心目中的飞刀应该是医疗市场中的侠客……在仗刀走天涯间，刀起刀落，技术传奇亦留痕，一定要技术留痕而不是利益留痕；在每一个飞刀飞过的地方，带几个徒弟，刀落后，入市井，择一小馆，煮一壶浊酒，布道、解惑、论英雄！

真心希望，未来的飞刀客们不受道德与法之困去挣早起晚归、担惊受怕的辛苦钱，可以在光天化日下堂堂正正为人道！

所以我说，飞刀的合法化是解放医生生产力的一个重要标志！

第四节　漫谈我眼中的医疗剪影

1. 医疗是什么？

"医疗是什么"是一个有趣的问题，你会发现身边越来越多人在谈医疗，谈人工智能在医疗中的应用，谈区块链中的医疗改革，而再谈分级诊疗、医生集团这些事是有些落伍了。医疗是什么？当说的人越来越多时，我也越来越不知所云了。有一日，在某一个高端活动群里，某医疗投资人士意兴阑珊和我侃侃而谈，当我投以敬仰目光时问了一句："大哥,您最近生过病吗？""你最近一次是什么时候去医院看病？"那一刻，我看到了他眼里瞬间的茫然和接下来的鄙夷。

"让开让开让开，病人家属让开，把鞋拎走拿开……起开，说你呢！"手术室门口患者家属被护士呼来喝去的狼狈，这是医疗？

"干吗呢，你散瞳了吗？没散瞳你坐这干吗，起来，你散瞳去，下一位……"懵懂不知流程而误走检查室被轰出来的患者，这是医疗！

"早干吗去了，出了片子了，不多找一家大医院问问，太晚了，你是病人什么人呀？病人本人呢？傻着干什么呀？护士长，给他赶紧加个床，收进去！""没床？什么没床！睡走廊睡办公室也得收进去，要死人了……"在诊室被专家骂得感激涕零的患者亲人，这是医疗？

"加号加床建档，加号加床建档，加号加床建档……"在医院门口低声嚷嚷喋喋不休的，这是医疗？

这代表医疗的剪影！此刻，你是不是有一种土得掉渣的即视感？

2. 医疗革命需要打通的细枝末节——院内就医流程顺畅

承载医疗服务的重要场所无疑是医院，如何改善医院服务流程，提高流程的流畅度，避免患者在院内走迷宫，让诊查流程在顺畅的过程中完成，不在各种天书称号中独自懵逼，这是目前各地各级大小医院最容易忽视的一件小事！

曾经在一个县医院，我看到一位大爷站在洋气高大上的厕所门口无所适从，不知道到底该进哪个门，因为，左边是 MAN 配烟斗，右边是 WOMAN 配高跟鞋。

那么，医院中造成的各种看病流程不畅、各个环节像迷宫的根本原因是什么？是院内资讯不畅。因此建立动态有效的院内资讯宣传系统，公布分院、科两级建立专业层级的资讯，让患者能快速入院、便捷地获得一切资讯，有效减少沟通障碍，减少人力沟通成本，也省掉了医生、技师、护士对患者不耐烦。而患者呢，也可以快速地获得资讯，会认字，会看图就能解决问题，谁还愿意去被人骂呢？

管理的重点是要解决信息不对称问题，信息不对称的结果就是提高管理费用、降低管理效率。从客户角度来看，服务体验度极差，还推高了客户的时间成本和费用成本。

3. 医疗投资市场里的冲动与骚乱

各大小医院的医疗投资越来越火热，于是，总有一些朋友来撩，想从我这得到些真金白银的建议。对医疗投资的逻辑我一直不太感冒，在我的小格局看来，时下的医疗投资，无非是上游产业的赛道布局，其中博弈的无非是渠道流通权和增量议价能力，以及转嫁费用主谈判能力，鲜有看到医疗投资大家们对于微观管理的关注和上心。曾经看过几家被某大财团收购的公立医院的数据，小小对比后，看不出对于医疗本身有什么的影响力，反而是带金激励政策突出了盈利要求，其目标在于激励医生的经营和运营能力，且临床治疗项目的准入也更加宽泛。短短半年，这些医院开始人人称运营。而此刻，我更感到头疼的是，这个地方的普通老百姓咋办？医生面临带金激励的模式时，能有多少职业坚守？而当医生不得不为之时，为什么还要背负道德层面的质疑？当医生承担道德层面责任的时候，管理层在哪里？我虽心痛但无解。只能告诉自己，在这个地方不能生病不能入院。

大财团买的是大医院，自然会有一些大格局，即使也会折腾医生，但医院真正的盈利不仅局限于医疗本身，还包括流通价值、渠道价值、议价能力等等，这是背后更好的商业逻辑。

但小本经营的小医院，在这一轮投资后就会显得更简单粗暴。我曾参加一个朋友投资的民营医院的股东会，医院规模小——30 张床，700 万元左右的营业收入，员工加上院长共 50 人左右。主要业务收入来自中医科和内科住院收入。股东会上，院长侃侃而谈，说到 2018 年计划雄心万丈，收入要突破 1000 万元大关。我笑问："要达到 1000 万元，你的解决方法和计划是什么？"院长说："2018 年，我们将针对妇科市场、肛肠市场进行有效开发，要开展妇科等微创手术。同时，为了提高检查收入，我们希望引进彩超、阴道镜等一系列先进设备。"我朋友坐在那一脸茫然，若有所思地点着头。我继续问："院长，我问你几个问题：一、您认为，增加设备就能增加检查项目，增加检查项目就能增加收入含金量吗？二、以上这些设备，投资总额是多少？人力成本是多少？需要每年多少例检查能收回当期成本？三、假设这些设备都投资到位了，比如，彩超，谁来操作？微创的设备都到位了，你的手术室改造成本是多少？还有，谁来操作？"

在座的老总和院长都以为医院增加设备就能增加项目，能增加收入。医疗的核心价值是病种层级的竞争，而不是检查项目的竞争，技术的竞争也不是体现在高精尖设备上，何况，你连承载高精尖设备的软、硬条件都不具备。还有，你的检查是否会带来过度医疗的问题，你现有的医生有没有能力来完成现有的医疗服务，确保诊断的准确、检查项目的合理、治疗的规范？

而这样的投资者，不是一个两个。其特征是，要不就是从来没有在医疗圈干过，听说干医疗的发了，于是就想进来；或者是某科医生，再或者是医疗行政管理部门的小领导，规模多半是几十张床，营业收 1000 万元以下，总老拿 1000 万元当目标。而前些天，同学微信发来咨询短信，也如出一辙。

我在欧洲度假时，这位立志在医疗圈折腾点事的同学酒后给我打电话，告诉我准备把医院出手给其他股东了，希望我能继续给他现在的股东及院长一些支持。他闹闹腾腾地说感谢，也闹闹腾腾地笑着说我的尖刻把他骂醒。

关于医疗的投资和管理逻辑其实很简单，那就是：真切地把自己放在病人和病人家属的角度去体会医疗，站在这样的角度去想你要获得什么，这就是最真切的医疗！这也是我坚守的逻辑。这些年，在这样的逻辑里，轻慢过不少大咖，得罪过一些朋友，在这个闹腾和资本横流的行业里行走，我仍然认为这样的坚持是一种回归，大家终将向生病低头，最好的结果是不让自己投资和管理的医疗为自己的生病碰撞出不愉快的火花。当我们自己和我们的家人遭遇疾病时，我们能为自己、为家人带来有品质的、切实有效的医疗服务。

第五节　如何在悖论与撕裂中涅槃重生?

1.2020,从无耻的健忘开启

2020 年元旦,各种伴着新年的贺词与热烈的鸡汤把前些天的怒气腾腾、剑拔弩张洗了个干干净净!没有人再说杨文医生了,没有人再说那个屠杀杨医生的孙文斌和他用凶残换来"会诊"待遇的 95 岁老母亲,更没有人关心之前"辟谣"的凌峰大咖了,当然,民航总院彰显的大气也不再被人提起,而以"阿宝"的《杨文医生,你为什么必须得死》也只留下了"此内容因违规无法查看,接相关投诉,此内容违反《中华人民共和国网络安全法》……"

不知道有没有人关注杨文医生的老母亲在 2020 年元旦和后面的日子怎么度过?我们在这热闹的盛世里日日狂欢,而杨文和的家人则再难见白昼!

这样的极端事件发生在 2019 年的平安夜里,砸裂了一直奔跑着为医疗服务做点什么的坚持和信仰。其实,我一直相信自己还算是秉持着内心的坚定,专注在解决自己视角、理解中的医疗存在的问题去解决问题,做些改变,推动着更美好些的医疗服务。这样的信念,十年来几乎没有动摇过。就比如已离职的前同事们会觉得我们做的不是商业,不是公司,而是在把做好葆德当成了一种信仰。在杨文医生案重击下,我开始在内心深处感受到一种说不出的动摇和被撕扯感。

2. 动摇、撕扯，被杀的医生和被出院的老人

我们以一种偏执的坚持来做医院管理咨询，我们的努力是有价值的吗？能为医疗服务的变好带来帮助吗？"太阳照在身上，而我却感觉到冷，可她却感觉不到！"这句话让我泪流满面……

当大家沉浸在对杨文医生的同情和对孙文斌的愤怒时，这一恶性事件成功地湮灭了另一则新闻——"一位89岁老人的最后44天：严重中风后被迫辗转4家医院"，这个被出院的背后逻辑无非是大家对医保的指责，但我同样也遇到过类似的遭遇，只不过是硬币的另一面。我家的90多岁的异地老人在京养老并就医，我选择了非医保医疗服务。于是，我体验了一把一级医疗机构和养老机构把90岁以上的老人当成摇钱树的玩法，不只是医疗费用让我瞠目结舌，"过度"两个字在付费患者家属来说，不只是简单的抱怨，还有家庭会议上的长辈们的愤怒。

在占这种撕扯并行当中，头顶飞过无数声责骂，而心底升起的是一种难受的苍凉。这世界到底怎么了？

3. 不只是医疗在被撕扯，悖论与涅槃重生

未来的医疗将变得更好还是更坏？医疗到底是门暴富的生意还是亏本的营生？大健康产业的如火如荼吸引着各种行业纷纷投入进来。健康和医疗如隔着一面墙的邻居，但在运营过程中，到底是秉持"济世救人"还是"以消费健康"谋利？道理和利益之间的冲突孰赢孰输，"鲜有不杀人者，是以药饵为刀刃"，而这其中的道理有谁愿意懂或被故意忽视？

这同时也呈现出这个时代的复杂性，一方面，有一种带着神经病型的人在和你讨论"一个人一生值得为之付出的到底是物质层面上的还是意识形态层面的呢"。而另一方面，更有另一种现实主义的低收入普通人正在关心着"你只要断我财路我就和你拼命"，而谁又能否认这是一种更底层的"意识形态"

呢？而这个底层，在我们经常忽视或不愿意正视的低收入人群中常见。这样的思维模式具有的杀伤力才真的可怕。而法律的震慑往往是他们舍去的。

关注低收入人群，建立低收入人群的尊重、救助、机会平等及帮扶制度，一条漫长的道路……人性的恶在图穷匕见时才会被放大为我们无法承受的伤痛。

当雪山崩塌时，没有一片雪花是无辜的……

4. 应对挑战、躬身入局；生死看淡、不服就干!

扛着"为了 20 年以后我们自己病有所医"的使命，走上医院管理咨询这条路整整十年。其实，哪来那高大上的使命？这又不是一个暴富的行当，而是属于罗胖子说的 75% 中劳务产生的收入，不足以具备"用运气挣来足够的钱"再有能力去"用实力亏掉"，更重要的是，"如果离开将不知道再从何开始，因为当我们相信葆德并走下来后，真相信我们能为医疗行业带来正能量，相信我们的坚持是有价值的"，公司年会聚餐，同事端着酒杯跟我说出这番话时，我感动得泪流。

从而，推动我带着饱含无法熄灭的激情，在我们认定的这条路上，淡然狂奔!

应对挑战、躬身入局；生死看淡、不服就干! 我辈的姿势是：干就是了!

后记　纪念郭良同学——生活魔术师

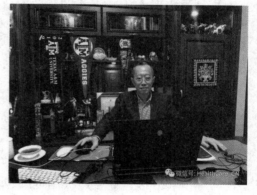

终于，我可以心平气和地来说说郭良——中国医院工艺流程设计开创人物之一。

郭良，我们相识于香港大学医疗管理研究生班，他当班长，我当学委。之后，我们一起成立医疗高管俱乐部，他当俱乐部首届主席，我当秘书长。我们再到广东南方医科大学攻读 ISCTE-IUL 管理学博士。2019 年 12 月 19 日，他带病完成博士中期报告。

老郭是个什么样的人呢？同学几年，不足以知其全貌，但生病的那些日子里，倒让我看到了他的独特。胰腺癌这样的疾病放在任何人面前都是一个巨大的打击，于他来说，从容淡定积极治疗的同时，仍然不妨碍热爱生活。他今天飞香港澳门喝着茶、吃着甜点、购着物，明天站在全国会议的讲台上，条分缕析地侃侃而谈。他生病期间，各种学术交流、标准编审、授课、包括博士论文的文献综述阶段的工作一样没停。只是在下载文献时，很绅士地来个电话说："周嬡呀，查文献的事你就帮我一下，读文献和写笔记我就自己来，还有我的外方导师给我的文献呀，你呀帮我下载一下，打包给我就好"！后来，他干脆买了一个 SONY 墨水屏阅读器，让我也赶紧买，说把所有的文献放里面，查阅和笔记都特别方便。但我用起来特别麻烦，于是他发一堆的语音告诉我一步一步怎么使用，生怕我把这玩意给扔了。其实，我没好意思告诉他，这 SONY 大法拿到手第二天，我觉得太费劲就直接退掉了。

疫情期间盛行直播时。4 月份，他响应香港大学的号召，邀请刘少怀院长和我一起来了一场线上直播。短短不到 1 小时的时间，考虑到郭良和刘少怀院长都是大咖，对疫情的管理能提供切实有帮助的经验分享，于是我就提出我只当主持人，不讲我的专业。就因为这事儿，直播后，郭良还把我批评了一顿，他说应该当仁不让，应该讲讲你的专业，不要只是当个主持人。

郭良是打破了我很多的认知边界的人。在相处过程中，我发现我们在对于一些事的判断上有着惊人的一致，而这些不仅仅是我们相识后，甚至在我们相识前，同样处在一些关键点的选择时，但处理方式的格局不一，带来的差距也便不一，这点，必须承认。和郭良聊起这些事儿时，他也坦诚地说出他的理由和方法，而且还提出他的建议。

在一次吃早茶时，我说，好像我们就是几米漫画里的"往左往右"一般，他笑笑，现在遇到了就不晚，一切都是最好的安排。

在遇到的这些年里，我习惯了打开微信听着他的鼓励或一些建议，开始有意无意地约着到香港，或在国外一起吃吃喝喝聊聊逛逛，于各种蝇头小馆大快朵颐。就像昨天电话里和玲玲姐说起，我们本来约好了要一起到里斯本住上半年，一边读博士，一边吃里斯本的海鲜、牛排、蛋挞，周末开车去葡萄牙的海边发发呆……

12 月 1 日，我在成都和他的家人、他的至亲好友围坐到一起时，大家含着泪地笑，那一刻我很恍惚。郭良在世时，我们没有一次在成都相遇，每次我到成都出差，我们都是完美错过，无一例外。就像 2019 年 3 月 25 日，我们微信时我说，我 29 日在成都，他把他的行程发来，告诉我"完美错过"，顺便还教了我一把怎么用航旅纵横提取日程。而他走后的时间，我却因他而和大家坐在了一起，在思念场景里，却没有他。12 月 1 日，我一夜未眠，2 日清晨 5 点，大家在酒店楼下见面时，发现大家都是一夜未眠！和着绵绵的细雨，我们去送他一程。

站在墓碑前，我对着他的照片时就如同他站在那里，笑意盈盈！看着为他特别设计的墓碑前的讲台时，我在想，天堂里的医院可能需要工艺设计大师，他将在那里继续他的事业。

而脑海里的郭良，生机勃勃，几乎很难找到一个准确的定义。

不管是穿身花裤子，还是行色匆匆一眨眼一溜烟不见踪影；不管是教室内正襟危坐，还是穿着限量版的泳裤跳在香港维多利亚湾的海里翻腾；不管是口若悬河从古至今地梳理着医疗建筑史，还是在热闹人群中不发一言不抬半眼的安静至极；不管是煞有介事地告诉你"各种真实发生"的鬼故事，还是在历数他的好物 100 败家奢侈爱好，或是遇到专业领域的问题时，他用清晰、尖锐、精准的语言，告诉你他的专业意见。

很难以一种定义来描述郭良。调皮地研究各种先进电子产品性能，精通奢侈品，开创中国医院工艺流程先河，米其林级吃货型，爱打扮爱购物爱收藏的音响发烧型，文学爱好类且以当个大学教授为终身目标，宠妻狂魔型企业家学者！

或者，他就是人生魔术大师，以极具大胆的眼界、洞察力及艺术鉴赏力调和一切不相关、不相干的种种。一不小心就摆出个大事业大格局的模样，一如他摆弄的医疗工艺流程设计，从医院建筑设计里生生切出一块肥肉，而且，专注且精于从需求到功能的实现，从医生习惯、患者便捷、净污物流通等流程交互中建起各种功能协同的"立交桥"，而且，已经成了独立的一个细分专业。

其实，这个魔术师的才艺还远不止这些……

如同每一个人心里都有一个哈姆雷特般，每一个喜欢郭良的人心里都有一个不一样的郭良，他带入你的生活和思想的，都带着他独特的印记，让他鲜活在你的记忆里。

2019 年 4 月 3 日至 2020 年 6 月 20 日，这段时间我们离得很近，我感恩他信任我并能让我走近他，能参与他全程的治疗、学习、生活的相关选择和建议。这段时间，让我学到了很多，看清了很多。其他都不重要，重要的是这份信任让我在未来的人生路上收获了玲玲姐、大卫这两个我超级喜欢的家人亲人。

2020 年 6 月 20 日，他走了，6 月 22 日的告别仪式，好些同学去了，我没有到，疫情是原因，但那时间的我，很难做到心平气和。

今天，心静下来，写下这段文字，以纪念这段同学友情，做个告别！

在此一并向在郭良先生医疗建议上给过我帮助的专家、亲朋好友们致谢！你们将是我此生放在心里最重要的朋友！